두통과 편두통의 통증유발점 치료법 통증완화를 위한 자가-치료 워크북

Trigger Point Therapy for Headaches & Migraines

YOUR SELF-TREATMENT WORKBOOK FOR PAIN RELIEF

두통과 편두통의 통증유발점 치료법

통증완화를 위한 자가-치료 워크북

Trigger Point Therapy for Headaches & Migraines

YOUR SELF-TREATMENT WORKBOOK FOR PAIN RELIEF

Valerie DeLaune, L.Ac

영 문 출 판 사

■ 옮긴이

이민규

1983년 서울대학교 치과 대학 졸
1985년 서울대학교 치의학 대학원 석사, 구강진단학 전공
1991년 서울대학교 치의학 대학원 박사, 구강진단학 전공
현재 경기도 이천 현대치과 원장

Trigger Point Therapy for Headaches & Migraines
YOUR SELF-TREATMENT WORKBOOK FOR PAIN RELIEF
by Valerie DeLaune, L.Ac.

두통과 편두통의 통증유발점 치료법

2010년 8월 16일 초판인쇄
2010년 8월 23일 초판발행

지은이 : Valerie DeLaune, L.Ac.
옮긴이 : 이 민 규
발행인 : 박 병 조
발행처 : 도서출판 영문출판사
등 록 : 1987년 12월 21일 제2-419호
주 소 : 서울시 강남구 삼성동 69-1
전 화 : (02) 514-5590, 776-5590
팩 스 : (02) 756-8943
E-mail : yeongmunsa@empal.com
정 가 : 20,000원
ISBN 978-89-7224-235-2 93510

※ 파본은 교환해 드립니다.

차 례

Contents

서 문

Foreword

의료비가 걷잡을 수 없이 치솟고 있음에도 불구하고, 수백만의 미국인들은 가장 일반적인 통증 증후군인 두통과 같은 만성 통증에 시달리고 있다. 통계에 의하면 미국의 의료 품질은 산업 국가들 중 최악 중의 하나이다. 그럼에도 불구하고, 우리는 절대적 그리고 일인당 관점에서 볼 때 가장 많은 의료비를 지불한다. 추가적으로, 우리의 기존의 치료법들 중 상당수가 도움보다는 문제를 더 많이 일으킨다. 사실, 우리는 이 세계에서 그 어떤 나라보다 덜 건강하고 덜 장수하면서도 더 많은 돈을 내는 골치 아픈 처지에 놓여있다. 이 건강 관리 위기의 해결 관점에서, 정부, 보험 회사, 제약회사, 병원, 그리고 많은 환자들이 진보가 없는 것처럼 보인다.

그러나 이러한 배경에 반해서, 인지한 사람들이 거의 없는 조용한 건강 관리 혁명의 형태로 국면이 호전되고 있다. 아이젠버그(David Eisenberg; 보완과 통합 의료 처치의 연구와 교육을 위한 하버드 의과대학 부장)의 연구가 있기 전에, 어느 누가 추측할 수 있었던 것보다, 환자들은 요즘 자연 치료사를 더 찾으려고 한다. 1982년에, 미래 학문 분야의 베스트 셀러 작가인 Naisbitt가 건강 관리를 함에 있어서 테크놀로지를 줄인(low-tech), 고도의 수기(high-touch) 접근법의 대세가 올 것이라고 예측했다. 아이젠버그의 조사들도 이것을 어느 정도 지지하지만, 그러나 현실에서는 이 획기적인 사건이 그보다 심지어 수십 년이나 더 먼저 일어났다.

세계 1차 대전과 2차 대전 사이에, 심장병 전문의인 젊은 여성인 Travell은 일류의 미국 의학 센터에서 일하고 있었다. 심장 마비로부터 치료되었으며 전기심전도검사(EKG)와 다른 실험들이 심장에 전혀 이상이 없었다고 나타냈음에도 여전히 가슴과 왼쪽 어깨 또는 팔에 통증을 느끼는 환자들을 돌보는 일에 그녀가 임명되었다. 이 환자들은, 요즈음 속어로, 병약한 사람들 또는 건강 염려증 환자로 고려되었다. 아마도 Travell 박사가 여성이라서 "중대한(serious)" 일에 적당하지 못하다고 생각되었기 때문에 이 환자들에게 임명되었던 것 같다. 그러나, 그녀는 표준적인 심장의학적 절차들을 사용해 그들을 확인했을 뿐만 아니라, 고통스러운 부분들을 검사하며 만져보았고 그녀의 결과들을 체계적으로 기록했다. 거의 모든 고통은 환자들의 작은가슴근(소흉근)으로부터 생긴다고 판단한 후, 고통을 유발하는 그러한 점들을 제거하기 위해 피하 주사침을 사용했다. 점차, 그녀는 다른 해부학 분야들을 공부했고, 몸의 다른 부분들에 전이된 통증을 주는 근육 부위를 치료하는 기술을 개발했다.

Travell 박사는 이 분야의 연구를 위해 인생을 헌신했고, 이 주제에 관한 권위 있는 교재들을 출판했다. 그녀의 서적들은 의사가 아닌 사람들이 건강관리 제공자로 부상하는 건강 관리의 새로운 기원을 알렸고, 이것은 환자들에게 치료에 있어서 더 넓은 선택의 기회를 주었다. 대체 건강 관리 주의는 증상만을 치료하는 것이 아니라, 사람 전체를 치료하는 것과 환자들이 자신들을 돌보는 것을 포함한다. 통증유발점들에 관하여, 치료사들은 환자들이 쉽게 배우고 사용할 수 있는 자가-치료의 많은 방법들을 개발해왔다. 마침내, 환자들은 자신들을 돌보는 것에 다가서는 완전한 참여자가 되어가고 있다.

거의 모든 사람들은 골절, 감염, 암, 또는 영상 연구들에서 보여진 현저한 변화들과 같은 원인을 찾아낼 수 없는 고통과 같은 기능적 고통 양상들을 가지고 있다. 기능적 고통은 몸을 기계적으로 잘못 사용하거나, 뭉친 부위에 의하여 감정과 육체가 서로 얽히게 되는 것, 또는 부적절한 영양물 섭취들로부터 초래된다. 자연 의학(natural medicine)으로 더 잘 알려졌지만, 현재는 보완과 대체 의학(CAM: complementary and alternative medicine)이라 불리는 이것은 이러한 기능적 문제들을 해결하는 가장 효과적인 접근법이다. 이 책에서 Valerie DeLaune에 의해 제공된 자가-도움 기법들과 같은 접근법들은 약물과 외과적 개입을 급격히 감소시킬 수 있을 것이다. 건강 관리 비용들을 낮추는 것을 넘어서, 이 접근법은 사람 전체를 치료하고 증상들의 근본적인 원인을 찾아냄으로써 사람들을 더 건강하게 만드는 것에 궁극적으로 도움을 준다. 또한, 이것은 거의 부작용이 없다.

이 책과 이전의 그녀 작업에서, Valerie DeLaune은 문외한에게도 더 접근하기 쉽도록 Travell 박사의 개념들과 방법들을 만들어냈다. 그녀의 조사는 만성 통증을 가지고 있는 사람들이 광범위한 해부학과 생리학의 지식 없이도 그들 자신을 성공적으로 돌볼 수 있게 도와준다. 이 책의 조언을 읽고, 공부하고, 따르면 당신의 인생을 아주 많이 향상시킬 수 있는 변화를 줄 것이다.

– Steven Lavitan, DC, L.Ac.

감사의 말
Acknowledgments

인구의 38% 정도가 시기에 상관없이 고통을 안고 있다. 일반 의사의 진료에서 보이는 환자들의 30%는 통증유발점들에 의해 발생한 고통을 겪고 있지만(Simons 2003), 여전히 의과대학에서는 근육통과 통증유발점들에 대해 중요성을 적게 두고 있다. 감사하게도, 몇몇의 선구자들이 통증유발점들을 조사하고, 전이 양상들과 다른 증상들을 문서화하고, 그 모든 정보들을 의학적 치료사들과 일반인들에게 가져다 주는 끊임없는 작업을 해왔다.

Travell과 Simons 박사의 일생의 작업, 그리고 Travell과 Simons 박사에 의해 쓰여진 책들을 소개해 준 나의 신경근 치료법 교수님인 Jeanne Aland가 없었다면, 이 책을 쓰는 것은 불가능 했을 것이다. Travell 박사와 Jeanne Aland는 세상을 떠나셨지만, 나와 나의 모든 환자들에게 그들의 고된 작업과 헌신은 영원히 고마운 일이라는 것을 안다. 그들의 작업은 그들의 연구와 기꺼이 다른 이들을 훈련시키고자 하는 마음 때문에 고통에서 해방된 수 십 만 명의 환자들을 통하여 계속 나아간다.

Janet Travell 박사

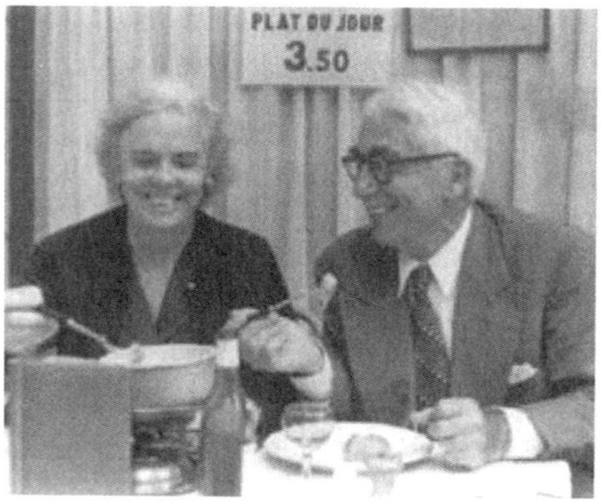

Janet Travell Powell과 Jack Powell, 1956년.
Courtesy of Virginia Street.

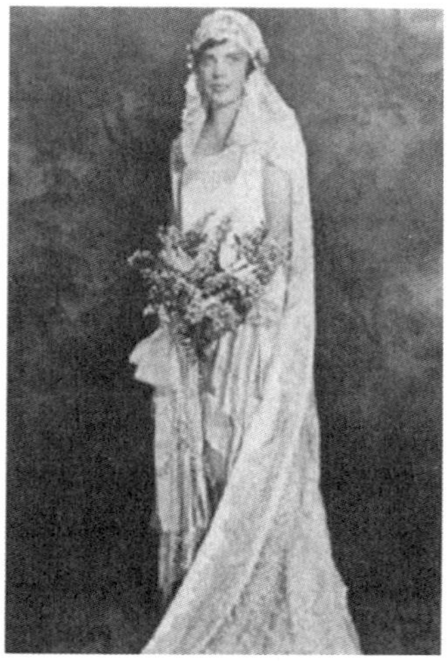

Janet Travell Powell, 1929년.
Courtesy of Virginia Street.

Travell 박사는 1901년에 태어났고 가업을 따라 의사가 되었다. 처음에 심장학을 전공했지만, 그녀의 아버지처럼 곧 고통 완화 분야에 관심을 갖게 되었다. 그녀는 그녀의 아버지의 진료에 참여했고, Cornell 의과 대학에서 가르쳤고, 통증유발점 주사들을 포함한 새로운 고통 치료법들을 개척하고 연구했다. 그녀의 개인 진료에서, 그녀는 심하게 손상된 허리 고통 때문에 목발을 짚고 다니고, 몇 계단 조차 거의 내려갈 수 없었던 케네디 상원의원을 치료하게 되었다. 이 시기는 TV에서 이제 막 전국의 집집마다로 정치인들의 이미지들을 보여주기 시작했을 때고, 대통령 후보에게는 건강하게 보여지는 것이 중요한 요소가 되었다. 목발을 짚고 다니는 것은 아마도 케네디 대통령의 선거에는 손실을 주었을 것이다.

Travell 박사는 백악관의 첫 여성 의사가 되었고, 케네디 대통령이 서거한 후에 그녀는 존슨 대통령의 치료를 위해 유임됐다. 그녀는 교직, 강의, 그리고 만성 근막통증에 대해 글쓰기 같은 그녀의 열정들로 돌아가기 위해 1년 반 정도 후에 사임했다. 그녀는 90대까지도 일을 계속했고, 1997년 8월 1일에 95세의 나이로 눈을 감았다.

David G. Simons 박사

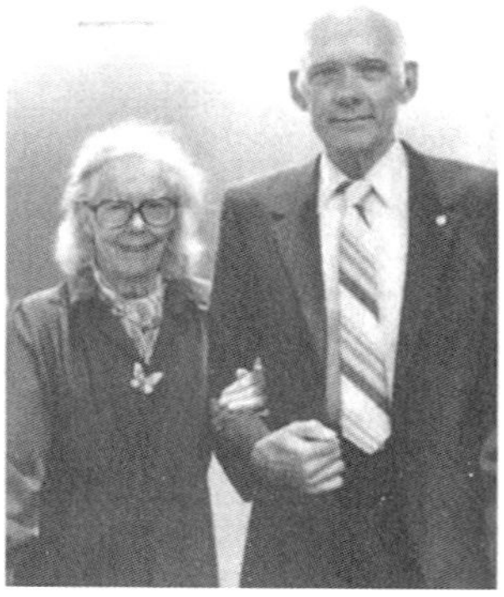

Dr. Janet Travell and
Dr. David G. Simons, 1977년

우주 비행사 전담 의사로 직업을 시작한 Simons 박사는 1960년대에 텍사스에 있는 Brooks 공군 기지의 우주 의학과에서 Travell 박사를 만났다. 그는 곧 Travell 박사와 팀을 만들고 고통 치료를 위해 참조할 수 있는 국제 논문들을 연구하기 시작했다. 그는 몇몇의 다른 사람들도 통증유발점들을 발견하고 있지만, 다른 전문 용어를 사용하고 있다는 것을 알아냈다. 그는 연구실과 진료실 환경에서 통증유발점들의 생리학을 연구하며 문서화했고, 통증유발점들의 과학적 해석을 알아내기 위해 노력했다. Travell과 Simons 박사는 의사들을 위해 쓴, 통증유발점들의 원인과 치료에 대한 종합적인 두 권의 책을 만들었다.

다른 고마운 분들 Other Thanks

많은 추가적인 연구원들이 통증유발점들의 연구에 기여해왔다, 그리고 많은 의사들과 다른 치료사들은 통증유발점들을 배우고, 그 정보를 그들의 환자들에게 주는데 시간을 보내왔다. 이 중요한 정보가 이용 가능하게 만드는 것으로 고통 완화에 역할을 한 모든 이들에게 감사 드리고 싶다.

나의 편집자들 Jess Beebe, Jess O' Brien, 그리고 Jasmine Star는 조직적인 제안들을 제고하고 나에게 각각의 교정본들을 훨씬 더 좋게 만들 수 있게 영감을 주는데 훌륭한 일을 했다. 스틸 사진을 제공해 준 Art Sutch, Skip Gray, 그리고 Don Douglas, referral pattern 사진들의 모델이 되어준 David Ham, 그리고 그래픽 디자인 작업을 맡아준 Laura Lucas와 Sarah Olsen에게 감사 드린다. Virginia Street(자넷 Travell의 딸)과 Simons 박사가 몇몇의 사진들을 제공했다.

나는 당신과 이 정보를 공유할 수 있도록 만들어준 수 천명의 환자들과 무엇이 그들에게 효과가 있었는지 공유해 준 몇몇의 의사들에게 많은 은혜를 입었다. 하지만 무엇보다도, 내가 이 책을 완성하기 위해 아주 많은 시간의 일을 하는 동안 인내심 있게 기다려준 내 애완견 Sasha에게 고마움을 주고 싶다.

서 론
Introduction

당신이 이 책을 구입했다면, 두통이 자주 있거나, 쇠약하게 만드는 심한 두통들을 겪고 있는 경우이다. 당신뿐만 아니라, 어떤 계산으로는, 4천 5백만 명의 미국인들은 만성적으로 반복되는 두통들, 그리고 다른 원인들보다 더 직장에 결근한 날들과 학교에 결석한 날들에 책임있는 두통들로부터 고통 받고 있다 (Cleveland Clinic 2007). 그럼에도 불구하고, 두통들을 치료하는 치료법은 드물다. 부분적으로, 이것은 고통을 초래하는 원인들이 대개 광범위하고 복잡하기 때문이다. 근원적이거나 반복되는 원인들이 알아내지기 전까지는 그것들은 항상 재발한다. 두통들의 어떤 원인들은 좀처럼 알아내지지 않기 때문에 고치기 어려운 문제가 될 수 있다.

이 책은 당신을 당신의 두통들의 잠재적 원인들을 정리하며 그러한 지속인자들을 알아내는 자가-도움 팁들을 제공하는데 도와줄 것이다. 제 Ⅰ 부에서는 통증유발점들(trigger points)이 무엇인지, 그것들을 치료하는 것에 대한 일반적인 정보, 그리고 두통, 편두통, 및 측두하악관절기능장애를 일으키는 그들의 역할에 대해 배울 것이다. 제 Ⅱ 부는 당신의 고통을 야기하는 나쁜 인체역학, 잘못 디자인된 가구, 식이요법의 요인들, 스트레스, 수면 문제 및 급성 및 만성 질환처럼 통증유발점들을 형성하게 만드는 지속인자들을 식별하는 데에 당신을 도와줄 것이다. 그것은 또한 어떻게 해야 그러한 원인들을 제거할 수 있는 지 알려 줄 것이다. 제 Ⅲ 부는 통증유발점들을 어디서 찾아야 하고, 어떻게 압력을 가해야 하고, 근육 스트레칭을 하는 법을 가르쳐줄 것이다.

나의 배경 My Background

나는 1989년에 마사지 학교를 다녔고 스웨디쉬 마사지를 배웠다. 나는 매우 좋은 일반적인 마사지하는 방법을 배웠지만, 환자들의 근육 문제들을 해결하기 위해 노력하는 일은 종종 실패했고 원인조차 파악할 수 없었다. 나는 Heartwood 기관의 카탈로그에서 심부 조직(deep tissue) 마사지 방식과 통증유발점들의 치료를 결합한 신경근육 처치(neuromuscular therapy)에 대한 강습이 있는 것을 보고 그 설명에 매우 호기심을 느꼈다. 1991년에 Jeanne Aland의 그 강습에 참석했고, 그것은 환자들을 치료하는 나의 접근법을 완전히 바꿨다.

그 강습 중에 통증유발점들에 대해 내가 배운 가장 중요한 것은 그들이 상당히 일관된 양상들로 다른 부위에 고통을 전이한다는 것이었다. 예를 들어, 당신의 이마에서 느껴진 고통은 아마도 당신의 이마 안의 근육에서부터 오는 것일 수도 있지만, 그것은 또한 당신의 목 앞쪽의 근육에 있는 한 통증유발점에서 오는 것일 수도 있다. 전이 양상들의 지식은 우리에게 사실상 고통을 발생시키는 통증유발점들을 어디에서 찾아내야 하는 지의 시작점을 준다. 내가 이것을 배우자마자, 나는 심지어 고통을 안고 살아가야만 한다고 믿게 된 사람들의 증례에서 조차도 꾸준히 문제들을 해결하기 시작할 수 있었다.

나는 Travell과 Simons 박사의 상체에 대한 첫 번째 책, 근막 통증과 기능장애: 통증유발점 매뉴얼(Myofascial Pain and Dysfunction: The Trigger point Manual; Travell and Simons 1983)을 샀고, 그리고 난 후에 1992년에 출간된 하체에 대한 두 번째 책이 완성되기만을 열망하며 기다렸다. 신경 근육의 처치 강습이 통증유발점 전이 양상들과, 어떻게 통증유발점들을 찾아내고 치료하는 지에 대해 나를 가르치는 동안에, 그 책들은 원인이 되는(지속화시키는) 요인들, 통증 전이 양상들 이외의 증상들, 그리고 환자들에게 가르쳐 줄 수 있었던 자가-치료 기법들에 대해 나에게 훨씬 더 많은 가르침을 주었다.

수 천명의 환자들을 치료하는 수 년 동안, 나만의 관찰들을 추가해왔고 다양한 자가-도움 기법들을 개발했다. 1999년에 침술 박사 학위를 받았고, 그런 후로부터 통증 증후군들의 치료와 침술로 통증유발점들을 치료하는 전문의가 되었다.

이 책의 구성 How This Book Is Organized

내가 치료한 통증 증후군 중에서 가장 일반적인 것은 두통, 등 상부 통증 및 목의 통증이었다. 당신이 이 책을 읽어 가면서, 당신은 이것들이 서로에게 어떠한 관계가 있는지, 그리고 어떻게 근육의 문제들이 두통들에, 심지어 편두통 형식의 두통들까지, 매우 중요한 역할을 할 수 있는지를 배울 것이다. 통증유발점들이 매우 자주 두통들에 연루되어 있기 때문에, 자가-치료 기법들을 배우는 것은 두통으로 인한 고통의 대부분의 증례들에서 장기간적인 완화를 얻기 위해 꼭 필요한 것이다.

제Ⅰ부는 통증유발점들의 배경 정보와 가능한 빠르게 고통 치료를 하는 것이 왜 중요한지 제공한다. 제Ⅰ부는 또한 다양한 형태의 두통들을 설명하고, 그것들의 원인들과 어떻게 통증유발점들이 각각의 형태에 포함될 수 있는 지를 논한다. 측두하악관절(TMJ) 문제들도 종종 두통들에 한 역할을 하는데, 그러나 많은 사람들은 그러한 연관성을 의심하지 않거나, 심지어 그들이 TMJ 문제를 가지고 있다는 것 조차 깨닫지 못한다.

이 책의 제Ⅱ부는 당신의 특정한 상황들과 증상들의 적절한 요인들을 밝혀내는 데 도와줄 것이다. 많은 것들이 통증유발점들의 활성화를 초래하고 유지되게 한다: 몇 가지만 예를 들면, 나쁜 자세, 잘못 디자인된 가구, 만성적이고 급성적인 병, 감정적 요인들, 그리고 잘못된 식사들이 있다. 이것들은 자가-치료 기법들과 함께 다뤄져야 할 것이다. 두통들은 종종 통증유발점들에 추가적인 원인이 되는 요인들을 가진다. 예를 들면, 물을 충분히 마시지 않는 것은 통증유발점들을 직접적으로 초래하고 지속시키진 않지만, 그러나 그것은 당신의 두통들을 야기하거나 간접적 영향을 줄 수 있다.

제Ⅲ부는 가능성 있는 통증유발점들을 포함하고 있는 근육들의 위치를 찾아내는 방법, 그런 통증유발점들에 압력을 적용하는 방법, 그리고 근육을 스트레칭 하는 방법을 위한 설명들을 제공한다. 8장은 치료 지침서들을 자세하게 설명하고, 9장은 두통들이나 측두하악관절 통증의 잠재적 원인들과 같이 당신이 특히 살펴보고 싶을 근육 장들(chapters)에 지침을 제공한다. 10장에서 18장까지는 당신의 두통과 TMJ 통증을 초래하는 특정한 근육들을 식별하는데 도움을 준다. 이 장들은 특정한 통증유발점들의 일반적 증상들의 리스트들을 포함하고, 유익한 힌트들을 제공하고, 그리고 자가-치료 기법들과 스트레칭들을 설명한다.

이 책의 활용 방법 How to Use This Book

제 Ⅰ 부를 다 읽었을 때, 통증유발점 원인들과 지속인자들에 대한 제 Ⅱ 부를 읽기 시작하라.

당신에게 적용되는 지속요인들을 찾아내고, 제거하는 데에는 시간이 조금 걸릴지도 모른다. 그 동안에 당신은 당신의 통증유발점들을 지압해보고 싶을 것이다. 그렇다면 제 Ⅱ 부를 끝내기 전에 제 Ⅲ 부를 시작하라. 그러나 10~18장에서 언급된 자가-치료를 시작하기 전에 8장의 치료 안내문들을 자세히 읽어보고 당신의 두통을 야기하는 근육들을 어떻게 찾아내는지 안내해 주는 9장을 보아라. 가능한 빨리 제 Ⅱ 부로 돌아와서 모든 내용을 반드시 읽도록 하라. 십중팔구, 이러한 지속인자들의 조합이 포함되어있다. 당신의 통증유발점들을 야기시키고 악화시키는 것들을 처리하기 전에는 당신의 통증유발점들(예를 들면, 두통들로부터)로부터 오래가는 완화를 얻을 수 없을 것이다. 그래서 제 Ⅱ 부의 내용을 전부 읽고 어떤 원인이 당신에게 적용될 수 있는지 신중히 고려하는 것이 중요하다.

이것은 단번에 고치는 것이 아니다. 그 어떤 치료법도 15분 내 또는 쉬운 다섯 단계보다 적은 방법으로 당신의 통증을 치유할 수 없다. 가능하다면 통증유발점들을 치료할 수 있게 훈련된, 신경근육 마사지 치료사나 물리 치료사와 같은, 치료사들에게 당신의 통증유발점들을 찾아내게 도움을 받고, 이 책을 그들의 작업을 보충하는데 사용할 수 있기를 당부한다. 내 경험상, 매주 전문적인 치료들을 받고 추가적으로 집에서 자가-치료를 하는 사람들은 전문적인 치료들만 받는 사람보다 적어도 다섯 배 정도 빠르게 나았다.

운이 없게도, 당신을 도와줄 전문가를 찾는 것이 불가능할 수도 있다. 전문가의 안내 없이 통증유발점들을 알아내는 것은 오래 걸릴 스도 있다, 하지만 이 책과 함께라면 당신 스스로 통증유발점들을 거의 다 알아낼 수 있을 것이다. 당신은 장들을 다 읽어야 하고, 당신의 근육 속의 통증유발점들을 찾아내고, 자가-치료 기법들을 당신의 고통이 없어질 때까지 정기적으로 사용해야 한다. 당신 자신에게 물어보라, "내 시간을 내 고통 해소를 위해 쓰는 게 가치가 있을까?" 답이 "예" 라면, 당신은 이 책의 정보를 매우 유용하게 느낄 것이다.

반드시 현실적인 목표를 세워라. 당신이 꼭 여러 가지를 함께 작업해야 하는 이유가 있지 않은 이상 한 번에 몇 가지의 근육에만 집중하라. 비현실적인 목표들을 세우는 것은 당신을 낙담하게 하며 당신이 포기하게 만드는 원인이 될 수 있다. 많은 수의 자가-도움 기법들과 제안들을 서두르며 제대로 하지 못하는 것보다 몇 가지만 골라서 그것들을 제대로 하는 것이 더 낫다. 당신은 아마 다섯 가지 다른 근육들에 압력을 적용하고, 스트레칭을 하고, 제대로 된 호흡법과 자세를 배우고, 일하는 곳의 가구들을 전부 바꾸고, 식사 방법을 바꾸고, 매일 걷기를 시작하는 것을 첫 주에 모두 할 수 없을 것이다. 당신의 속도를 조절함으로써 진행을 즐기고, 시간을 두고 지속인자들을 돌봐라.

당신이 치료사와 함께 작업하고 있다면, 그들이 당신에게 중요한 순으로 무엇을 먼저 완료해야 할 지 우선 사항을 결정하는데 도움을 줄 수 있어야 한다. 치료사가 당신에게 한 번에 너무 많은 요구한다면 당신은 '뭘 해야 할지 모르겠고 우선 사항을 결정할 필요가 있다' 고 반드시 말해야 한다. 학업을 막 마치고 많은 유용한 아이디어들과 제안들로 가득 찬 신참 치료사들은 환자에게 너무 많은 지시 사항을 주기가 매우 쉽기 때문이다.

이 책 안에는 수 백 가지의 제안들이 있다. 지속인자들에 대한 제Ⅱ부와 근육에 대한 장들 안의 "도움이 되는 힌트"를 읽으면서 당신은 당신의 통증 전이 양상들의 잠재적 원인들을 파악했다. 당신의 상황에 관계 있는 것일 지도 모르는 무엇이든 밑줄을 쳐라. 그러고 난 후에 당신의 목표들을 성취할 수 있게 시간을 바치는 계획을 짜라. 계획을 결정하는 것은 탐정 수사와 비슷하다 — 당신의 고통을 야기시키고 또한 무엇이 그것을 해결하는 지는 당신에게만 고유한 원인들의 조합이 될 것이다. 이 책은 당신에게 고통에서 벗어나기 위한 길 위에서의 자아 발견 과정을 위한 많은 수단을 준다.

이 장에서 당신은 다음을 배울 것이다: 통증유발점들이 무엇인지, 그들이 어떻게 형성되는지 또 눌렀을 때 어떻게 느껴지는지, 통증유발점 자체에서부터 멀리 인체의 부분으로 그들이 어떻게 통증을 전이하는지, 통증 이외에 그들이 일으키는 증상은 무엇인지, 그들이 방치된다면 무슨 일이 생기는지.

역자 서문

치통이나 과민한 치아(찬 것 및 뜨거운 음식에)를 주소로 치과를 찾아온 환자들의 상당 수가 머리, 목, 어깨 근육들의 문제로 치통, 두통 및 편두통을 갖고 있는 경우를 많이 볼 수 있었다.

치과 대학에 다닐 때 두경부 해부학을 배우고 구강 진단학을 전공하면서 치아와 관련된 근육들이 치통과 두통, 측두하악관절 질환을 일으키는 것을 배우고 임상에서 부분적으로 환자들에게 적용해 왔었다. 그러나 근육의 치료법인 근막 통증유발점(trigger point)에 관하여 어떻게 알고 치료하는 가에 관하여 교육을 거의 받지 못하였다.

근육은 버림받은 인체 기관이었다. 그러나 최근에는 근육 처치에 많은 연구가 진행되어 오고 있다. 1999년 Travell과 Simons는 근막 통증과 기능장애(Myofacial Pain and Dysfunction)란 저서를 발간했다. 이 책은 통증유발점(trigger point)에 관한 모든 것과 이를 치료함으로써 통증 완화를 확실하게 줄일 수 있다는 것을 밝혔다.

Travell과 Simons는 통증유발점을 작은 근육 조직 속의 결절로 간단하게 묘사한다. 우리가 몸이 뻐근하여 지압을 받아 보았다면 지압사가 근육을 문지르면서 "이곳이 뭉쳐있네요" 라는 말을 하는 것을 들어보았을 수도 있다. 통증유발점은 근육 섬유들을 강하게 수축된 채로 유지시킨다. 수축된 상태라는 것은 근육과 연결된 근육 섬유의 긴장된 띠가 근육 부착부를 계속 당기고 있어서 종종 인접한 관절에 증상을 만든다. 통증유발점 자체 섬유들의 계속된 장력은 그 인접 부위의 순환을 제한시킨다. 그 결과로 대사의 부산물들은 어떤 처치가 일어나지 않는다면 오랫동안 통증유발점들을 지속하게 만든다(Travell과 Simons 1999, 71-75). 우리들은 어느 한 곳이 아프면 아픈 곳만을 문지르는 경우가 대부분이다. 그러나 근육에서 많은 문제를 일으키는 통증유발점은 거의 항상 통증을 다른 곳으로 보내기 때문에 아픈 곳만을 문지른다고 통증이 해결되지 않는다.

Travell과 Simons는 통증유발점의 치료법으로 세 가지를 말하고 있다. 첫째로 통증유발점에 직접 주사바늘로 찔러서 그것을 깨 부수고, 둘째로 통증 부위의 근육에 스프레이를 뿌려서 피부의 감각을 둔하게 한 후 그 부위를 스트레칭하는 법, 마지막으로 깊은 스트로크 마사지 법이다. 이들 중에서 우리들이 자신의 몸을 돌볼 수 있는 방법은 마지막 방법인 깊은 스트로크 마사지다. 통증유발점을 찾았다면(혼자서 치료를 하려면 교육과 훈련이 필요하겠지만, 전문가의 도움을 받아서 해결할 수가 있다) 그 부위를 도구 — 공 또는 마사지 기구나 손으로 자극을 주어서 통증유발점 주위의 순환을 촉진시키고, 매듭지어진 근육 섬유들을 스트레칭시키며, 인체에서 통증을 억제하는 물질의 분비를 돕게 만들어서 자가 치료를 하는 방법이다.

또한 통증유발점들은 근육의 오용, 자세, 음식, 비타민, 대사 장애 및 정서 문제 등으로 인하여 항상 재발될 수 있으므로 이들을 함께 돌보는 것이 필요하고, 통증유발점들은 언제라도 다시 생길 수 있으므로 자신이 처치하는 방법을 알아 두었다면 언제라도 손 쉽게 우리 몸을 돌볼 수 있게 된다. 약도 필요 없고 시간을 내어 의사를 찾아가지 않아도 된다.

2010. 6.

이민규

제 I 부

통증유발점들, 두통과 측두하악관절 기능장애

TRIGGER POINTS, HEADACHES, AND TEMPOROMANDIBULAR JOINT DYSFUNCTION

두통으로 고통 받고 있다면, 당신은 너무 자주 진정한 원인이 밝혀지지 않은 채로 긴장성 두통, 편두통, 또는 측두하악관절 통증 같은 일반적인 용어로 진단될 것이다. 종종 그 원인은 하나 또는 그 이상의 근육들의 통증유발점들이지만, 진단하는 시술자가 통증유발점들을 잘 모르기 때문이다. 통증유발점들은 측두하악관절 문제뿐만 아니라, 만성과 급성 두통의 모든 종류에서 매우 큰 역할을 하는데, 이것이 뜻하는 것은 통증유발점들을 치료하고, 지속인자들을 없앰으로써 당신이 커다란 완화, 또는 심지어 완전한 완화까지도 얻을 수 있다는 것이다.

당신의 두통, 편두통 및 측두하악관절 통증은 치료가 가능하다. 자가-도움 기법을 빨리 시작하고 치료사에게 될 수 있는 한 빨리 치료를 받을수록, 당신은 완화를 빨리 얻을 것이다. 이것은 중요한데, 치료받지 않은 통증은 증폭되는 순환을 만들어서 통증을 더 만성적이고 치료가 잘 안되게 만들기 때문이다.

제 1 장

통증유발점들이란 무엇인가?

What Are Trigger Points?

이 장에서 당신은 다음을 배울 것이다: 통증유발점들이 무엇인지, 그것들이 어떻게 형성되는지, 또 눌렀을 때 어떻게 느껴지는지, 통증유발점 자체에서부터 인체의 부분으로 그것들이 어떻게 통증을 연관하는지, 통증 이외에 그것들이 일으키는 증상은 무엇인지, 그것들이 방치된다면 무슨 일이 생기는가?

통증유발점들의 특징 Characteristics of Trigger Points

근육은 인체의 가장 큰 기관이며, 특징적으로 인체 무게의 거의 50%를 차지한다. 인체는 대략 400개의 근육(놀랍게도 개인적인 차이는 있다)이 있으며, 그것들 중의 어떤 것이 통증유발점을 만들 수 있으며, 연관통과 기능장애를 만들 여지가 있다. 증상은 참을 수 없이 괴로운 통증에서부터 아프지 않은 운동 제한과 자세의 틀어짐까지 다양하다.

근육의 결절, 팽팽한 띠 및 압통
(Knots, Tight Bands, and Tenderness in the Muscle)

근육은 서로 다발 짓고 결체조직에 둘러 쌓인 많은 세포들, 또는 섬유들로 구성된다. 각각의 섬유는 수많은 근원섬유들(myofibrils)을 갖고 있다. 대부분의 골격근들은 대략 10,000개에서 20,000개의 근원섬유로 되어 있는데, 각각의 근원섬유는 끝과 끝이 연결된 근육섬유마디들(sarcomeres)의 고리로 구성된다. 근육 수축은 근원섬유마디에서 일어난다. 몇몇 통증유발점들이 있을 때, 수 많은 근육섬유마디들은 작고 두꺼워진 부위로 수축되고, 근원섬유의 근육섬유마디의 나머지는 당겨져서 얇아진다. 동일한 부위에서 이러한 수축이 여러 군데서 생긴 것은 아마도 우리가 느끼기에 근육의 "결절(knot)" 또는 "팽팽한 띠(tight band)"일 것이다. 이러한 근육섬유들은 쓰일 수가 없는데, 왜냐하면 그들은 이미 수축되어 있기 때문인데, 그것이 통증유발점들을 포함한 어떤 근육을 강화시킬 수 없는 이유가 된다.

눌렀을 때, 통증유발점들은 보통 매우 아프다. 수축된 상태를 유지하고 있는 섬유는 아마도 과민성 신경화학물질들(neurochemicals; 신경계에 영향을 주는 인체 생성 물질)을 방출하게 해서 통증유발점들이 눌려질 때 느껴지는 통증을 만든다. 통증 강도의 레벨은 근육에 가해진 스트레스에 따라 다양하다. 또한 통증의 강도는 정서적 요인들, 질병 및 불면증 같은 다른 지속인자들의 어느 것의 발현에 따라 다양하다.

건강한 근육들은 일반적으로 결절 또는 팽팽한 띠를 포함하지 않으며, 누를 때 아프지 않고 사용하지 않을 때는, 부드러운 느낌이며 만져보면 유연하며, 만성 통증을 지닌 사람들에게서 보이는 딱딱하고 조밀한 근육과는 다르다. 사람들은 그들의 근육들이 훈련을 많이 하고 강화운동을 해서 딱딱하고 조밀한 느낌이라고 종종 말하나, 건강한 근육들은 쓰지 않을 때, 심지어는 훈련을 한 후라도 부드럽고 유연한 느낌이다.

연관통 (Referred Pain)

통증유발점들은 인체의 국소 부위와/또는 다른 부위로 통증을 연관할 수 있으며, 가장 일반적인 패턴들은 잘 기록되고 도식화되었다. 이들은 연관 양상(referral patterns)이라 불린다. 대략 반 정도에서 통증유발점들은 당신이 증상을 느끼는 그 곳에 위치하지 않는다. 이것의 뜻은 당신이 통증을 느끼는 그 곳만을 치료한다면, 당신은 아마도 완화를 얻지 못한다는 것을 의미한다. 제Ⅲ부에서, 당신의 통증 양상과 비교할 수 있는 일반적인 통증 연관 양상의 그림을 볼 수가 있고, 이것이 당신의 통증을 일으킨 통증유발점 또는 통증유발점들이 어디에 있는지를 가늠하게 해 준다. 그 위치를 찾을 필요성을 느끼지 못한다면, 완화를 얻지 못할 것이다. 예를 들어, 상부 등세모근(승모근)의 통증유발점들(목과 어깨 사이에 있는)은 옆머리에, 뒷머리 아래에, 턱의 각진 곳에 그리고 귀 위와 눈 위에도 두통을 일으킬 수 있다.

통증유발점에 압력을 가할 때, 당신은 자주 연관통 또는 다른 증상이 일어나지만, 압력을 가할 때 연관통 또는 다른 증상을 만들지 않는 것을 특정 통증유발점이 없다고 생각해서는 안된다. 몇몇 문제를 일으킬 수 있는 통증유발점들을 치료하려고 노력하며 개선이 있다면, 잠시 동안이라도, 당신이 치료한 통증유발점들 중의 하나가 진짜로 문제의 최소한 부분이라고 여겨라. 이 이유로, 한 회에 모든 가능한 통증유발점들을 치료하지 말아라, 왜냐하면 치료한 어떤 통증유발점들이 실제로 당신에게 완화를 주었는지 알지 못하기 때문이다.

따끔거림, 마비, 또는 강렬한 감각들의 연관은 통증유발점들이 어떤 신경 주위를 조이든지 압박하는 결과인 가능성이 많다. 예를 들면, 좌골신경(sciatic nerve)은 엉덩이 부위의 궁둥구멍근(이상근, piriformis) 밑 또는 사이로 지나가는데, 궁둥구멍근의 통증유발점들이 좌골신경을 누를 수 있고, 이것이 진정한 좌골신경통과 닮은 유사좌골 통증을 일으킨다(Travell과 Simons 1983).

허약과 근육 피로 (Weakness and Muscle Fatigue)

통증유발점들은 관여된 근육들을 약하게 하고 동조를 못하게 만들며, 또 근육이 오래 견디지 못하게 만든다. 많은 사람들은 이 증상을 보고 약한 근육을 강화할 필요가 있다고 여기나, 통증유발점들이 우선적으로 비활성화되지 않으면, 강화(strengthening; conditioning) 운동법은 통증유발점을 포함한 근육 대신에 주위의 근육들을 불러모을 가능성이 커서, 통증유발점들을 포함한 근육을 더 약화시키고 강화되지 않게 만든다.

통증유발점들을 함유한 근육들은 보다 쉽게 피로해지고 근육의 사용이 중지되었을 때 빠르게 이완된 상태로 돌아가지 못한다. 이에 더하여, 통증유발점들은 당신이 연관통을 겪는 곳들에서 다른 근육들을 딱딱하게 하고 약하고 피로하게 만들 뿐만 아니라, 통증에 대응해서 한 부위를 전반적으로 딱딱하게 만든다.

다른 증상들 (Other Symptoms)

통증유발점들은 부종, 귀 속의 울림, 균형 상실, 현기, 빈뇨, 무너지는 무릎, 비정상적 땀 및 눈물 흘림 같은 근육 문제들과 정상적으로는 연관이 되지 않은 증상들을 일으킬 수 있다. 당신은 뻣뻣한 관절, 피로, 전체적인 무력증, 경련, 떨기 및 마비된 부위 및 다른 이상한 감각들이 생길 수 있다. 예를 들어, 목빗근(흉쇄유돌근, sternocleidomastoid)은 긴장성 형태의 두통을 만들뿐만 아니라, 현기증, 메스꺼움, 동(sinus) 막힘, 눈꺼풀 경련, 청력 문제, 시력 문제, 만성적인 아픈 목 및 다른 증상들이다. 그것은 아마도 한 근육의 한 통증유발점이 이들의 증상을 일으키는 것은 아닐 것이다.

활동 단계 및 잠복 단계 (Active Phase Versus Latent Phase)

몇몇 통증유발점은 그것이 자극을 어떻게 받는 가에 따라 활동성 또는 잠복성 단계일 수 있으며, 통증유발점이 활동성(active)이라면, 그것은 통증 또는 다른 감각들을 연관하거나 운동 범위를 제한한다. 통증유발점이 잠복성(latent)일 때, 그것은 오직 통증이 아니라, 오직 감소된 운동 범위와 허약을 만들 수 있다. 당신의 두통이 더욱 잦고 강함에 따라, 더 많은 수의 활동성 통증유발점들을 가질 가능성이 크다.

상해 같은 근육의 어떤 충격으로 시작한 통증유발점들은 보통 처음에 활동성이다. 나쁜 자세 또는 나쁜 인체 역학, 반복된 사용 또는 신경 뿌리 자극들 또한 활동성 통증유발점들을 만들 수 있다. 활동성 통증유발점들은 어떤 시기에서 통증을 연관하는 것을 멈추고 잠복성이 된다. 그러나 이러한 잠복성 통증유발점들은 쉽게 활동성으로 다시 될 수 있어서, 사실상 옛날의 문제 — 아마도 잃어버렸던 어떤 것 — 가 재악화될 때를 가지고 새로운 문제를 겪는다고 믿게 할 수 있다. 잠복성 통증유발점들은 과사용, 과신장, 또는 차갑게 된 근육에 의해서 재활성화될 수 있다. 제 Ⅱ 부에서 다룬 지속인자들의 어떤 것일지라도, 이전의 잠복성 통증유발점들을 활성화시킬 수 있으며 근육에 가해진 충격에 의해서 시작되는 새로운 통증유발점들을 보다 만들기 쉽게 해준다.

잠복성 통증유발점들은 또한 처음에 활성화 됨이 없이 점차적으로 발전할 수도 있어서, 그들이 거기 있다는 것을 알지 못할 것이다. 13명의 건강한 사람들의 연구에서 각자의 8개의 동일한 근육을 검사했는데(Simons 2003), 두 명은 그들 근육들의 7개에서 잠재 통증유발점들이 발견됐고, 한 명은 6근육들에서 잠재 통증유발점들이, 셋은 다섯 근육들에서 잠재 통증유발점들이, 둘은 세 개의 근육들에서 잠재 통증유발점들이, 둘은 두 근육들에서 잠재 통증유발점들이, 둘은 한 근육에서 잠재 통증유발점들이 그리고 오직 한 사람만이 여덟 개 근육의 어느 것에서도 잠재 통증유발점들이 없었다. 이것의 뜻은 대부분의 사람들이 최소한 약간의 잠재 통증유발점들을 갖고 있고, 그것은 쉽게 활동성 통증유발점들로 바뀌질 수가 있다는 것이다. 또한 이것은 어떤 사람들은 다른 사람들 보다 근육 통증의 문제를 일으키기 쉽다는 것을 의미한다(Simons 2003).

근육 속의 통증유발점들 찾기 (Locations of Trigger Points Within the Muscles)

통증유발점들은 근육들을 수축하게 만드는 신경단이 근육섬유에 붙어있는 곳에서 형성하는 경향이 있는데, 일반적으로 근육섬유의 중간이다. 이들은 중심 근막 통증유발점(central myofascial trigger points)이라고 불린다. 또한 통증유발점들은 근육의 부착부에도 형성하는 경향이 있다; 이들은 부착 통증유발점(attachment trigger points)이라고 불린다. 당신은 근 섬유의 중간이 어디인지 또는 근 부착부가 있는 곳을 모를 수 있으므로, 나는 당신이 제Ⅲ부의 근육들의 그림을 볼 것과 전체 근육을 시술하려고 노력을 해서 근육 속에 있는 어떤 통증유발점들을 빠뜨리지 않도록 할 것을 권한다.

일차 또는 핵심(primary 또는 key) 통증유발점은 어떤 다른 근육 속에 위성 또는 이차(satellite 또는 secondary) 통증유발점을 만들 수 있다. 그것은 일차 통증유발점의 연관 부위 속에 있기 때문에 형성될 수 있다. 위성 통증유발점을 가진 근육은 일차 통증유발점을 가진 근육의 대용품이기 때문에 과부하 되기가 쉬울 수 있으며, 일차 통증유발점을 가진 근육의 장력을 떠맡는다. 자가-치료를 할 때, 당신의 통증유발점들의 어떤 것은 위성 통증유발점들일 수도 있다는 것을 알아야만 하며, 그들을 만든 일차 통증유발점들이 치료될 때까지 그들을 효과적으로 치료할 수 없다. 제Ⅲ부에서는 이러한 것들에 관한 안내를 제공할 것이다.

통증유발점들을 치료하지 않고 방치하면 어떻게 되는가?
What Happens When You Leave Trigger Points Untreated?

사람들이 어떤 종류의 통증 문제를 처음 만났을 때, 그들은 보통 없어질 것을 기대하며 기다린다. 때때로 그렇기도 하나, 때때로 그렇지 않기도 한다. "두고 보는 것"의 문제는 통증유발점들이 치료되지 않고 놓아둘 때, 근육들은 손상을 입을 수 있고 궁극적으로 중추신경계의 변화로 통증의 해로운 순환으로 가게 만든다. 이러한 중추신경계 관여는 아마도 당신이 만성 두통과 통증을 왜 겪는 지를 설명한다.

근육섬유의 손상 (Damage to the Muscle Fibers)

통증유발점들이 근원섬유의 일부를 수축되어 있는 상태로 만드는 이유를 기억하는가? 이것이 너무 오래 계속되면, 근원섬유는 중간이 끊어져서 각각의 끝으로 물러나서 가운데가 빈 간극을 남긴다. 이런 방식으로 손상된 근육섬유들은 고쳐질 수 없고 필요 시 절대로 다시 쓰일 수가 없다(Simons, Travell, and Simons 1999).

촉진된 신경 통로 (Facilitated Nerve Pathways)

통증이 반복해서 동일한 신경을 통해서 전해진다면, 그것은 촉진된 신경 통로(facilitated nerve pathway)를 만들 것이다. 이것은 이전에 통증을 겪었던 곳에 새로운 손상 또는 다른 스트레스가 일어날 때마다, 통증이 동일한 신경 통로를 다시 따라서 흘러가는 경향을 말한다. 가장 일반적인 패턴들이 잘 기록되고 그려져 왔다는 것을 기억하는가? 촉진된 신경 통로는 통증 연관을 가장 일반적으로 발견되는 양상에서 벗어나게 만들 수 있다. 또한 그것은 그 부위의 여러 근육들 속의 통증유발점들에게 동일한 부위로 통증을 연관하게 만들어서, 연관통의 실제 원천을 결정하기 어렵게 만든다. 이것은 당신이 오로지 일반적인 연관 양상들만을 고려해 가지고는 가능한 통증유발점의 역할을 절대적으로 배제할 수 없다는 것을 의미하고, 왜냐하면 다른 요인들이 당신에게 흔하지 않은 연관 양상을 갖게 할 수가 있기 때문이다. 예전의 통증이 더 강할수록 그리고 그것과 연관된 감정이 더 강해질수록, 촉진된 신경 통로가 가장 흔한 연관 양상들에서부터 변위를 만들 가능성이 많다(Simons, Travell, and Simons 1999).

중추신경계 감작 (Central Nervous System Sensitization)

최근 연구(Borg-Stein과 Simon 2002)는 근육의 어떤 종류의 신경 수용체는 정보를 척수의 회백질의 일부 안에 있는 뉴런들에게 중계하는 것을 보여 준다. 통증은 거기에서 증폭되고 그 다음으로 다른 근육들의 부위로 중계되며, 그래서 초기에 영향 받은 부위를 넘어서 통증 부위를 확산한다.

일단 중추신경계의 이 부분이 관여되거나 감작되면, 이러한 방식에 의해서〔*중심 감작(central sensitization)*이라 불리는〕, 계속적인 통증은 이러한 뉴런들에게 오래가거나 영구적인 변화를 만들어서, 그것이 신경전달물질〔neurotransmitters; 한 뉴런에 의하여 만들어지거나 분비된 화학 물질로 뉴런들 사이에 있는 시냅스(synapses) — 또는 작은 간격 — 를 건너서 퍼져나가서 다른 뉴런을 자극하거나 억제한다〕을 통해서 인접한 뉴런들에게 영향을 준다. 또한 이것은 정상적으로 통증에 대항해왔던 신경계의 부분이 그것의 일을 하는 데에 오작동하거나 실패하게 만든다. 통증을 치료함이 없이 오래 방치할수록, 더 많은 수의 뉴런들이 관여되고, 더 많은 근육들이 영향을 받아서, 새로운 부위에 통증을 일으키고, 교대로 더 많은 뉴런들이 관여되고, 문제들이 더 크게 쌓일수록, 통증이 만성적인 문제로 갈 가능성이 많아진다. 통증이 빨리 치료될수록, 광범위한 근육이 관여된 영구적인 문제와 중추신경계 변화가 생길 가능성이 적어진다.

인체 반대편의 감작 (Sensitization of the Opposite Side of the Body)

당신은 당신의 신체 반대편 같은 부위가 비록 아프지 않았는데도 불구하고, 누르면 역시 아프다는 것을 안다면 놀랄 수 있다. 반 이상에서, 반대편에 압력을 가하면 실제로 아프다. 최근에 그곳을 손상 받지 않았다면, 특징적으로 양 쪽이 궁극적으로 관여된다(예를 들어, 우측 등 중간이 아프다면, 좌측 등 중간에 압통점이 있기가 쉽다). 그 이유로, 나는 거의 항상 양쪽을 시술하고, 당신도 양 쪽의 자가-치료를 하라고 권한다.

연구원들이 근육 전기 활동을 기록하기 위해서 목 또는 등의 양 쪽 같은 점에 바늘 전극을 꽂아서 사용한 연구가 이러한 관찰을 뒷받침한다(Audette, Wang, and Smith 2004). 활동성 통증유발점이 신체의 한 쪽에서 자극이 되었을 때, 그것은 반대쪽의 해당 부위에 전기 근육 활동을 유도한다. 잠복성 통증유발점들은 같은 결과를 만들지 않는다. 이것은 더 나가서 중추신경계 감작의 개념을 뒷받침하는데, 이것은 대응하는 시간이 감에 따라 통증유발점들을 인체의 반대편에 생기게 한다.

어떻게 통증유발점들이 생기는가? How Trigger Points Form

갑작스런 외상 또는 상해 후에 통증유발점들이 생기거나 또는 그들은 점차적으로 만들어질 수 있다. 일반적인 시작과 지속 인자들은 기계적 스트레스, 상해, 영양 문제, 정서적 요인, 수면 문제, 급성 또는 만성 감염, 기관의 기능장애와 질환 및 다른 의학적 상태들이다. 제Ⅱ부는 이러한 통증유발점들의 원인과 지속 인자들에 관하여 자세히 다룰 것이다.

통증유발점들의 형성에 신뢰할 수 있는 메커니즘에 관한 최근의 가설의 일부는 에너지 위기 성분 이론(energy crisis component theory)이다. 각 세포의 어떤 부분인, *근형질 세망(sarcoplasmic reticulum)*은 이온화 된 칼슘을 저장하고 방출하는 역할을 한다. 근육섬유를 수축시키는 신경말단의 형태를 *운동단판(motor end plate)*이라고 부른다. 이 신경말단은 *아세틸콜린(acetylcholine*; 신경전달물질로 근형질 세망이 칼슘을 방출하게 시킨다)을 방출하며, 그래서 근육섬유가 수축한다. 정상적으로 작동하며, 근육섬유의 수축이 더이상 필요 없을 때, 신경단은 아세틸콜린 분비를 멈추고 근형질 세망의 칼슘 펌프가 칼슘을 근형질 세망으로 거두어 들인다. 외상을 입거나 또는 운동단판의 아세틸콜린 방출이 매우 증가한다면, 넘치는 양의 칼슘이 근형질 세망에서 유리될 수 있어서, 근육의 한 구획을 최대한으로 수축하게 만들고, 에너지 수요와 국소적 순환 손상을 최대한으로 이끈다. 순환 장애가 생긴다면, 칼슘 펌프가 칼슘을 근형질 세망으로 펌프해서 되돌릴 때 필요한 연료와 산소를 얻지 못하게 되고, 그래서 근육섬유가 수축을 계속한다.

또한 근육섬유들의 끝에 있는 부위들은 (뼈 또는 근육이 건에 붙는 곳) 섬유 중앙의 수축에 의해서 부착부들이 스트레스를 받음에 따라 아프게 된다(Simons, Travell, and Simons 1999). 일단 중추신경계가 감작되면, 여러 가지 물질들이 유리된다: *히스타민*(histamine; 혈관의 확대와 투과성을 만드는 화합물), *세로토닌*(serotonin; 혈관을 수축시키는 신경전달물질), *브라디키닌*(bradykinin; 말초혈관을 확대시키고 작은 혈관의 투과성을 증가시키는 호르몬) 및 *물질 P*(substance P; 통증 역치 조절에 관련된 화합물). 이 물질들은 신경계를 자극해서 국소적으로 아세틸콜린을 더 유리시켜서, 기능장애 사이클의 지속화에 보태진다(Borg-Stein and Simons 2002). 이러한 해로운 사이클은 어떤 종류의 외적인 개재가 근육섬유의 수축된 부분을 스트레칭 시킬 때까지 계속된다. 불안과 신경성 긴장 또한 *자율신경계*(autonomic nervous system; 신경계의 부분으로 아세틸콜린 유리와 혈관과 선들의 불수의적 기능을 조절한다) 활동을 증가시켜서, 일반적으로 그것이 통증유발점들과 그들과 연관된 증상들을 악화시킨다 (Simons 2004).

결 론 Conclusion

통증유발점들은 누르면 아프고, 그리고 통증유발점을 형성하는 다수의 수축은 근육 속의 작은 결절같이 느껴진다. 건강한 근육들은 통증유발점들을 갖지 않고, 누를 때도 아프지 않다. 통증유발점들이 치료되지 않고 놓아두게 되면, 근육세포에 가해진 손상은 회복될 수 없고 심지어 중추신경계에 오래가는 변화를 일으킬 수도 있어서 통증유발점들, 통증 및 손상의 자기-지속 사이클을 만든다. 통증유발점들은 통증 이외의 증상을 일으킬 수 있어서, 그것이 고려되어야만 하고 그것은 어떤 근육이 통증유발점들을 갖고 있는가를 정하는데 당신에게 도움을 줄 수 있다. 연관 양상이 일반적인 패턴에서 벗어나서 통증유발점들의 위치를 결정하기 어렵게 만들 때 특히 중요하다.

다음 장에서는, 통증유발점들의 치료에 대한 것을 조금 더 그리고 언제 의사를 찾아야 되는가에 대하여 배울 것이다.

제 2 장

통증유발점들의 치료
Treating Trigger Points

통증유발점들을 가능한 빨리 치료하는 것이 중요하며, 이것이 만성적인 문제를 덜 만들게 해준다. 제Ⅲ부는 자가-치료를 위한 간단한 안내와 두통에 관여된 통증유발점들을 당신이 어떻게 치료하는 법을 가르쳐 준다. 이 장의 목적은 발 빠른 치료의 중요성을 설명하며 치료에서 무엇을 얻고 또 언제 의사를 찾아야 하는 지에 관해서 설명을 해 줄 것이다.

두통과 편두통은 치료될 수 있다
Headache and Migraine Pain Is Treatable

부모님이 같은 상황일 때, 유전적인(genetics) 것이 틀림이 없고 그것과 함께 살아가야만 한다고 사람들이 자주 생각한다. 한 부모가 편두통이면 당신도 편두통일 가능성이 크며, 양부모가 편두통이면 당신이 그럴 가능성을 더 크게 만들어 준다는 것은 사실이다. 그러나, 현재는 알려진 생물학적 연계가 없다. 그냥 통계적 연관성일 뿐이다. 사람들의 두통이 유전적일 수도 아닐 수도 있기는 하지만, 나는 그들이 그렇다고 여기거나, 유전적이기 때문에 치료할 수가 없다는 생각을 절대 하지 않는다. 당신은 부모에게서 많은 것들을 배울 수가 있다 — 식습관, 운동 습관, 스트레스를 주는 상황, 또는 자세와 몸짓을 어떻게 다루는가 등등 — 이 모든 것들이 당신의 건강에 영향을 준다.

나는 시술자들이 사람들에게 "나이 들어 보이네요" 또는 "그것을 평생 지니고 살아야 되요"라고 말하는 것을 자주 듣는다. 얼마나 낙담이 되는 말인가! 나는 내가 어떤 이를 돕지 못한다는 생각을 해 본 적이 없고, 또 어떤 이를 카이로프랙터, 자연요법사, 또는 외과의사들과 같이 그들을 도울 수 있는 사람들에게 의뢰할 수 없다는 생각을 전혀 한 적이 없다. 나는 실제로 상당히 간단한 여러 증례를 치료해 왔는데, 그들의 통증과 함께 살아야만 한다고 들어 왔었던 환자들의 증례들인데, 그 이유는 오직 의사가 통증유발점들에 관하여 몰랐었거나, "대체" 치료사들에게 의뢰하기를 꺼리고 있었기 때문이다. 감사하게도, 그것은 바뀌고 있다. 새로운 의사들은 의과대학에서 여러 범위의 대체의학을 접하고 있고, 학교를 졸업한지 어느 정도된 일부 의사들은 다른 것들을 배우는 것에 열심이기 때문이다.

당신이 당신의 의학적 컨디션과 같이 살아야 한다는 말을 들었더라도, 그것을 바꿀 수 있다고 생각해라 — 최소한 모든 치료 옵션을 다 해 볼 때까지.

빠른 치료의 중요성 The Importance of Prompt Treatment

"그것이 없어지기를 바라고 있어요"라고 환자들이 말하는 것을 아주 자주 듣는다. 때때로 증상들은 몇 일 안에 없어져서 다시 돌아오지 않는다. 그러나 보다 자주, 통증이 없어지기를 오래 기다릴수록, 더 많은 수의 근육들이 만성 통증과 기능장애의 체인 반응에 관여가 된다. 한 근육이 다치고 통증유발점들을 형성하고, 연관된 부위는 (당신이 통증 또는 다른 증상을 느끼는 곳) 다치기 시작하고 뭉쳐지며, 그 자신의 위성 통증유발점들을 형성하고, 그 부위는 통증을 또 다른 어떤 곳으로 연관하는 것이 계속 된다. 또는 통증이 잠시 좋아졌으나, 통증유발점들은 실제로 비활성화 단계에 있으면서 활성화 할 준비를 하고 있으며 다시 한번 통증 또는 다른 증상들을 일으킨다.

1장에서 설명했듯이, 궁극적으로 근육 세포에 영구적인 구조적 손상과 중추 신경계의 감작이 만들어진다. 오랫동안 통증유발점들이 치료되지 않은 채로 있을수록 문제는 더욱 복잡해지고, 더 아프게 되며, 더 쇠약하게 하고, 더 좌절시키고, 치료하는데 시간이 많이 걸리고 비용이 많이 들어간다. 여기에 더해서, 오래 기다릴수록, 완전한 완화를 얻기가 힘들다 — 그리고 당신의 통증유발점들이 만성적으로 주기적으로 재활성화 될 가능성이 커진다.

통증 사이클의 파괴 (Breaking the Pain Cycle)

무엇이 다치기 시작하면, 당신은 그 부위를 굳게 만든다. 그리고 더 다치게 되며, 그래서 근육은 더 뭉치게 되고, 통증 사이클을 지속화시키고 상승시킨다. 지속인자들을 없애고 통증유발점들을 치료하는데 도움을 주는 어떤 방법이 그 사이클을 부수는데 도움이 될 수가 있다: 통증유발점 자가-치료, 스트레칭, 열 및 냉, 카이로프랙틱 또는 접골 치료, 마사지, 초음파, 유사요법, 바이오피드백, 통증유발점 주사, 상담, 및 심지어는 진통제도 해당된다.

내가 아스피린(aspirin)과 이부프로펜(ibuprofen) 따위의 진통제(analgesics)를 주는 것을 보고 사람들이 종종 놀라움을 표시하는데, 그러나 통증 사이클을 빨리 깰 수 있는 무엇이라도 증상들이 심해지거나 다른 근육들에 영향을 주는 것을 막을 수 있다. 진통제는 당신이 극도로 아픈 경우에 치료의 첫 단계를 견딜 수 있게 해 준다. 그러나 단지 당신의 통증 레벨이 감소한 것이기 때문에 이것이 통증유발점들이 없어진 것이 아니라는 것을 알아야 한다. 당신은 우선적으로 아직도 가능한 치료를 찾아야 할 필요가 있다. 진통제는 통증의 날을 가장 무디게 할 수 있으나, 그것이 오랜 기간의 해결책으로 간주하지 않는다면, 당신은 문제의 근원을 치료할 필요가 있다.

근육 이완제(muscle relaxants)는 통증유발점들로 기인한 통증을 가진 사람들에게 용도가 거의 없는데, 근육 경련이 통증의 원인이 아니기 때문이다. 또한, 이러한 약은 처음에는 보호스프린팅(protective splinting; 통증유발점들을 갖고 있는 약해진 근육들을 보호 또는 보상하기 위해서 근육들이 수축함)을 만드는 근육들의 긴장을 풀어 준다. 이러한 보호스프린팅의 제거는 통증유발점들을 갖고 있는 근육에 부하를 증가시켜서 또 다른 통증을 만든다.

왜 통증유발점 처치가 효과가 있는가? (Why Trigger Point Therapy Works)

통증유발점들의 마사지와 자가-치료는 근육 세포들에게 적절한 세포 대사 과정인 산소와 영양분을 받아들이기 시작하고, 대사 산물들을 제거하게 해 줄 것이다. 또, 통증유발점들에 작용하고 그것을 이미 다친 것보다 약간만 더 다치게 하여서, 인체가 엔돌핀 같은 통증을 막는 화학물질들을 유리하게 만들어서 통증 사이클을 부순다.

얼마나 오래 치료를 받아야 하는가? How Long Will Therapy Take?

사람들이 치료를 시작할 때 흔하게 받는 질문은 "얼마나 오래 치료를 받아야 합니까?"다. 나의 일반적인 으뜸가는 원칙은 그 상태가 얼마나 오래 진행되어 왔고 의학적 상태(어떤 종류의)를 많이 갖고 있을수록, 더 많은 수의 세포들이 관여하게 된다는 것이고, 그것은 치료가 더 복잡하고 더 오래 걸린다는 것이다. 완벽하게 건강하며 오직 최근에 작은 손상만을 받았다면, 당신은 치료를 오래 받을 필요가 없다.

증상에서 벗어나는데 얼마나 오래 걸리는 가를 결정하는 주요 인자는 얼마나 성실하게 자가-치료를 하는지 그리고 어떻게 정확하게 당신의 지속인자들(제Ⅱ부에서 논의됨)을 찾고 그것을 제거하는데 성공하는 가이다. 내가 서론에서 말했듯이 내 경험으로, 집에서 자가-치료를 하고 이에 더해서 매주 전문 치료를 받는 사람들은 오직 전문 치료만을 받는 사람들에 비하여 최소한 5배나 빠른 진전을 보인다. Travell과 Simons 박사가 말한, "환자에게 행해지는 치료는 최소로 하고 환자가 할 것을 가르치는데 모든 노력이 집중되어야 한다... 환자들이 (증상 관리 전체에) 조절을 늘리는 운동을 함에 따라서 그들은 신체적으로 정서적으로 개선될 것이다"(1992, 549).

나는 환자들에게 보통 두 번째 또는 세 번째 치료의 끝 무렵에, 얼마나 많은 치료가 필요한 가에 관한 상당히 좋은 조치를 다음에 따라서 줄 수 있다: 그들의 의학적 상태, 나에게 느껴지는 그들의 근육이 어떤지, 자가-치료와 지속인자들 시술에의 성실도 및 시작한 첫 몇 주 동안의 개선(또는 나빠짐) 정도. 당신이 치료사를 만나고 있다면, 몇 주가 지난 후에 얼마나 오래, 얼마나 자주 치료를 받으러 와야 하는 지를 물어보아라.

작은 퍼센트의 사람들은 그들이 좋아지기 전에 조금 나빠질 것인데, 대부분이 복잡한 경우에서이다. 또는 통증이 돌아다닐 수도 있거나, 오로지 제일 나빴던 부위가 개선되며 이제는 다음으로 나빴던 자리가 더 느끼기 때문에 통증이 돌아다닌다고 느낄 수 있다. 나는 당신이 치료에 열중할 것을 권한다. 자가-치료가 편안하지 않다면, 치료의 횟수를 줄이던지 가하는 압력을 줄이던지 하는 불편함을 없애는 방법을 찾아 보아라. 당신의 통증과 다른 증상들을 기록해 놓는 것이 도움이 된다. 9장에 있는 빈 챠트를 복사해서 당신의 통증을 기록하는 데에 사용해라. 이것이 당신이 진전을 했나 안했나의 판단을 도와 주는데, 심지어 당신이 당신의 증상에서 아무 변화를 느끼지 못할 때에도 도움이 된다. 또한 당신과 가까운 사람에게서 피드백을 얻어라. 그들은 당신의 움직임과 활동 레벨, 심지어 당신이 인식하지 못하는 것 조차도 알아차릴 수 있다.

나는 내가 환자들을 도와줄 수 없었던 오직 몇 증례가 있는데, 이 증례에서 사람들이 이 전문가에서 저 전문가로 찾아 다니며 도움을 거의 조금 또는 아무 도움도 못 받고 너무 좌절해서 (그리고 그렇다는 것이 이해가 된다) 그들이 포기하기 전에, 그들이 비록 개선을 보였다고 하더라도, 나에게 시간을 몇 번의 치료할 시간을 주지 않았다. 때때로 환자들은 좋아지기 전에 약간 나빠지는데 특히, 복잡한 증례에서, 이것이 그들을 치료의 초기 단계에서 쉽게 포기하게 만든다. 당신의 상태가 초기에 나빠져도, 그것이 효과가 없다고 결정하기 전에 어느 정도의 시간을 내어 어떤 치료를 받으라고 권한다. 대부분의 전문가들은 그들의 가방에 많은 방책들을 갖고 있고, 어떤 것이 효과가 없으면, 그들은 다른 것을 써 보려고 한다. 그들에게 당신의 몸을 배우고 당신이 그것을 사용하는 법을 관찰할 시간을 주어라. 그러나, 치료사가 당신을 관리하고 돌볼 시간을 내지 않는 것처럼 보인다면, 반드시 당신을 더 잘 돌보아 줄 치료사를 찾아 보아라.

언제 의사를 찾아야만 하는가? When Should You See a Doctor?

이 책의 자가-도움 기법을 써서 완화를 얻지 못한다면, 당신은 의사를 찾아 갈 필요가 있다. 통증유발점들 외의 다른 어떤 것이 당신의 두통 또는 TMJ 통증을 일으키거나 관여한 것이 있을 수 있다. X-ray와 다른 진단 검사들이 금이 간 치아, 해부학적 비정상 및 신경단 자극을 포함한 두통을 일으키는 어떤 상황을 밝힐 수 있다. 통증유발점들이 원인이 된 연관 증상들은, 보다 심각한 상황 또는 그들과 수반하여 일어나는 다른 것을 닮을 수 있다. 문제의 궁극적인 원인을 결정하는 어떤 검사를 받아야 하는데, 그것은 가장 효과적으로 치료가 될 수 있는 것을 결정할 것이다.

두통이 다음의 증상들의 어떤 것과 같이한다면, 심각한 상황을 즉각적으로 배제하기 위해서 의사를 찾아야만 한다:

- 통증이 갑작스럽게 생겼거나 머리 손상 후에 시작할 때
- 통증이 몇 일 이상 지속할 때
- 통증의 강도가 이전의 두통보다 크거나, 증상들이 다를 때(변화들이 보다 중요한 다른 원인의 암시일 수 있다)
- 두통이 50세가 지나서 생겼을 때
- 당신의 두통이 뻣뻣한 목, 발열, 발작, 경련, 흐릿한 시야 또는 다른 시각 변화, 눈 통증, 귀 통증, 현기증, 의식 혼란, 방향감각 상실, 주의력 부족, 발음 문제, 졸림, 또는 근육 마비, 따끔거림, 및 허약과 동반할 때
- 두통이 기침, 구부림, 또는 눕는 것으로 시작될 때
- 두통이 메스꺼움과 구토를 일으킬 때

희망적으로 당신의 의사는 어떤 심각한 상황을 가려낼 것이다. 두통, 편두통 및 측두하악관절 통증이라고 진단을 받았다면, 당신은 통증유발점들의 자가-치료와 지속인자들의 제거의 조합으로 당신 통증의 모든 것 또는 많은 완화를 아마도 얻을 것이다. 의사 또는 치과의사가 내린 진단에 상관이 없이, 나의 전반적인 치료 원칙은 동일하다: 가능한 모든 내재한 원인을 찾아서 없애며, 통증유발점들을 치료한다.

결 론 Conclusion

이 장에서 배운 가장 중요한 것은 당신이 불필요하게 통증과 같이 살 필요가 없다는 것이다. 당신의 현재 치료사가 옵션의 모든 것을 알지 못한다 하더라도, 치료의 옵션은 존재한다. 이부프로펜 같은 진통제와 냉열의 사용은 통증 사이클을 깨는데 도움이 될 수 있으나, 그것들은 통증유발점들의 치료와 지속인자들의 없애는 것의 대안은 아니다. 치료의 기간은 당신 개개인의 의학적 상태와 그 상태가 얼마나 오래 지속

해 왔는지에 따라서 달라지며, 당신의 자가-치료와 지속인자들을 찾아서 관리하는 것에 얼마나 전념했는가에 따라 달라진다. 당신은 좋아지기 전에 나빠질 가능성도 있다. 당신이 위에 나열한 증상의 어떤 것을 가졌거나, 이 책 속의 자가-도움 기법이 도움이 안될 때에는 의사를 찾아라.

다음 장은 두통의 특수한 종류들과, 두통을 일으키고 지속화시키는 통증유발점들의 역할에 관하여 다룰 것이다.

제 3 장

두통과 편두통
Headaches and Migraines

대부분의 사람들은 약간의 두통이 있다. 일부는 귀찮을 정도로 자주 겪지만, 그들의 두통은 불편함 이상이다. 다른 이들에게서는, 두통은 가벼운 것에서 심각하게까지 쇠약하게 만든다. 이 책을 샀다면, 아마도 당신은 후자에 속할 것이다. 미국에서만, 4천 5백만 이상의 사람들이 만성 두통이다. 또는 여섯에 한 명(Cleveland Clinic 2007). 이환율은 나라마다 다양하다.

두통의 증상과 원인 Symptoms and Causes of Headaches

두통이란 머리 또는 목에서 하나 또는 그 이상의 부위의 쑤심 또는 통증이라고 정의된다. 빈도와 통증 레벨은 크게 다양할 수 있다. 모든 두통의 약 90%가 3가지 카테고리에 해당된다: 긴장성 두통, 편두통 및 군발성 두통. 나머지 10%는 이차(secondary) 두통에 해당된다(Healthcommunities.com 2002).

긴장성 두통 (Tension Headaches)

긴장성 두통은 만성 두통에서 최고로 가장 흔한 종류다. 편두통이 있는 사람들도 특징적으로 그것들의 편두통 사이에 긴장성 두통을 보인다.

긴장성 두통의 증상 (Symptoms of Tension Headaches)

긴장성 두통은 보통 머리 양 쪽에 나타나며 30분에서부터 몇 일 이상 지속된다. 그들은 보통 미약에서 중등도의 "압박하는(pressing)" 통증 또는 무디고, 계속된 쑤심을 보이는데, 그렇다고 하더라도 강도는 심하다. 그것들은 당신이 잠을 푹 자지 못하게 한다. 그것들은 아래에 나열된 편두통을 구분 짓는 부가적인 증상들을 동반하지 않는다. 여자들이 남자들보다 긴장성 두통을 더 많이 갖는다.

긴장성 두통의 원인 (Causes of Tension Headaches)

긴장성 두통의 가장 흔한 원인은 근육 문제 그리고 연관된 자세 문제들이다. 긴장성 두통은 스트레스, 불안, 우울, 피로, 소음 및 불빛에 의해서 자주 악화되나, 그것들은 목 또는 척추의 관절염, 디스크 문제 또는 퇴행성 뼈 질환들과도 연관이 있다.

측두하악관절 장애(temporomandibular disorder; TMD) 또한 긴장성 두통을 일으킬 수 있다. 당신의 귀 앞에 위치한 측두하악관절(temporomandibular joint; TMJ)은 당신이 턱을 벌리게 만드는 힌지(hinge) 관절이다. TMD를 가진 사람들은 TMD가 없는 대조군에 비해서 두통을 두 배 이상 보인다는 1983년의 연구가 있다(Kemper and Okeson 1983). 두통이 있는 양 쪽 그룹의 실험군에서, 두통의 빈도와 강도는 TMD를 가진 실험군에서 더 높았다. 사실상, 두통은 TMJ 문제를 가진 사람들에게 가장 흔한 증상이다. 보통 이 두통은 긴장성 종류의 두통인데, 때때로 편두통과 긴장성 두통의 조합일 수도 있다.

1996년도 연구에서는 실험군에게 그들의 치아를 오랫동안 꽉 물고 있으라고 했을 때, 만성 긴장성 두통 실험군의 68%에서 두통을 유발시켰고, 반면에 두통이 없는 대조군에서는 오직 16%만이 두통이 일어났다(Jensen and Olsen 1996). 입 속과 주위의 근육들이 통증유발점들의 치료를 받았을 때, 두통 증상들이 보통 감소한다.

TMJ 문제들은 4장에서 더 자세히 논할 것이다.

긴장성 두통의 통증유발점들과 중심 감작 (Trigger Points and Central Sensitization in Tension Headaches)

Lars Bendtsen박사의 연구(2000)는 만성 긴장성 두통의 중심 감작의 역할을 증명했다. 만성 긴장성 두통을 모두가 겪는 실험군에서, 목과 머리의 근육들이 눌려질 때 통증 레벨을 적어내라고 시켰다. 몇몇 근육들은 실험자가 그 당시에 두통이 없었는데도 누를 때 아팠다.

Bendtsen은 통증유발점들이 오랫동안 보낸 입력(inputs)은 궁극적으로 척수와 뇌간의 특정 부위에 중심 감작을 만들고, 그것은 다시 이환된 근육들에 부가적인 변화를 일으키며, 이러한 자기-지속 사이클은 간헐적인 두통을 만성 긴장성 두통으로 바꾼다. 이러한 이유로, 원래 시작하는 요인이 일으킨 재발성 두통이 제거되었다 하더라도, 통증유발점-중심 감작 사이클이 계속되며 자체에서 더 나빠진다. 또한 Bendtsen은 다른 연구에서 만성 긴장성 두통을 가진 실험군은 건강한 대조군에 비해서 몸에서 통증을 빨리 느끼며, 통증을 견디는데 있어서 낮은 역치를 갖고 있음을 밝혔다(Bendtsen 2000). 이것은 어떤 사람들에서 조금 낮은 통증 역치를 일으킬 수 있는 어떤 것일지라도, 그것들에게 만성 두통을 일으킨다는 것을 의미한다.

편두통 (Migraine Headaches)

편두통은 처음에는 보통 10살에서 35살 사이에 시작해서 50세가 지나면 감소한다. 빈도는 아주 다양하게 나타나는데, 한달에도 좀처럼 일어나지 않다가 여러번 발생하기도 한다. 대략 10명 중의 한 명이 편두통을 갖고, 75%는 여자다(American Medical Association 1989). 어떤 여성들은 그들의 월경기간 바로 전과 동안에 증상을 겪는데, 호르몬이 영향을 주는 것이다.

편두통의 증상 (Symptoms of Migraine Headaches)

편두통은 욱신거리고(throbbing), 지끈거리는(pounding) 통증으로 몇 시간에서 몇 일 동안 지속한다. 편두통의 증상의 통증의 강도는 긴장성 두통이 편두통 보다 더욱 더 아플 때, 어떤 편두통은 두통을 증상으로 갖지 않기도 한다. 일부 사람들에게서, 통증은 욱신거리지 않으며 질이 매우 다양할 수가 있다. 편두통은 많은 경우가 한 쪽에만 있거나, 양 쪽에서도 나타날 수 있으며 좌우를 돌아다니기도 한다. 통증은 움직임, 기침, 긴장, 또는 머리를 낮추는 경우 심해질 수도 있다.

편두통은 대개 하나 이상의 다음 증상들을 동반한다: 메스꺼움, 구토, 우울, 수면 장애, 목과 두피의 압통, 차고 땀나는 손과 발 및/또는 빛의 민감도, 소리 및 냄새들이다. 어떤 편두통은 종종 설사, 빈뇨, 발열, 오한, 얼굴 부종, 흥분 및 피로를 동반한다. 어떤 편두통은 정신 혼미, 정서 변화 및 여느 때와 다른 액체의 정체(retention of fluids)가 선행되기도 한다.

편두통은 징조(aura)가 동반하기도 하나, 대부분은 그렇지 않다. 징조 없는 편두통은 일반(common) 편두통이라 불린다. 있을 때, 징조는 보통 시각 문제이며 10분에서 30분 정도로 편두통 보다 먼저 나타난다. 자주 사람들은 만화경을 보는 것 같다고 비유를 하는데, 선이 지그재그로 보이고, 밝고 흔들리는 빛, 물결치는 모양, 또는 환상들이다. 그들은 시야가 흐려지거나, 눈 통증, 또는 일시적인 시력 상실 또는 검은 점을 본다. 징조는 또한 시력 문제가 아닐 수도 있는데, 이들은 현기증, 버티고, 연설 또는 발음 장애, 운동의 허약 또는 얼굴, 혀 및 사지의 따끔거림 또는 마비다. 어떤 징조는 비록 두통이 양 쪽에 있다 하더라도 오직 한 쪽에서만 나타나거나, 두통이 있는 쪽의 반대편에서 있을 수 있다.

편두통의 증상들은 보통 무기력하게 하며, 그리고 사람들은 자주 힘이 없고, 피로함을 느끼며, 그리고 때때로는 편두통이 가라앉은 후에 메스꺼움을 느낀다. 잦은 편두통을 갖는 사람들은 드물게 편두통을 갖는 사람에 비해서 편두통의 습격 사이에 긴장성 두통을 갖기가 쉽다.

편두통의 원인(Causes of Migraine Headaches)

편두통의 원인들에 관한 이론들이 있지만, 그 기전은 아직까지 알지 못한다. 대부분의 연구들은 편두통을 하나의 특별한 원인 인자에 의해서 설명하려고 해왔으나, 증상들과 임상적 관찰들의 복잡성에 걸맞은 설명을 하는데 실패해 왔다. 어떤 요인들의 조합이 다양한 비례적인 정도로 입력을 제공하고 두통의 어떤 종류를 위한 특별한 세트의 증상으로 귀결된다.

이러한 입력 요인들은 근육 속의 통증유발점들, 대뇌 변연계(뇌의 일부분)가 근육 수축을 증가시키도록 유발을 시키는 정서적 자극 및 뇌 속의 혈관과 다른 조직들에 영향(혈관계 입력; vascular system input)을 주는 물질들(세로토닌과 다른 신경전달물질 같은 생화합물을 포함하는)이 그것들에게 염증과 부종을 일으켜서 두통으로 귀결된다.

혈관계 입력에 더해서 더하기 통증유발점들의 입력 및 정서적 자극의 합이 통증이 증상인지 아닌지를 정하며, 만약 그렇다면, 통증이 얼마나 강한지를 정한다. 이것은 어떤 사람들이 두통 또는 편두통을 갖지 않고 통증유발점들을 갖거나, 정서적인 억압을 겪는 반면에, 다른 이들은 심한 두통을 겪는 것을 설명한다. 편두통과 긴장성 두통을 갖고 그것이 동시에 일어나는 경향을 가진 사람들은 정서적 요인들 또는 아마도 약 남용으로 매우 강한 입력을 갖기가 쉽다(Olesen 1991).

편두통의 유발인자들 (Triggers of Migraine Headaches)

편두통의 알려진 유발인자들은 알코올, 흡연 또는 간접 흡연, 날씨 변화, 알레르기, 고도 변화, 제트기 피로, 호르몬 변화, 스트레스, 햇빛 보기, 섬광, 변비, 일부 약, 피임약, 호르몬 대용제, 원유의 독기와 향수 또는 오데코롱 같은 강한 냄새 및 카페인, 글루타민산(monosodium glutamate; MSG)을 함유한 식품 및 나이트레이트(가공 육류, 베이컨 및 핫도그)들이다. 불충분한 음식, 수분, 수면 또는 운동 또한 편두통을 일으킬 수 있다.

통증유발점들과 편두통 (Trigger Points and Migraine Headaches)

한 연구는 편두통의 지속에서 이전의 생각보다 통증유발점들이 훨씬 더 큰 역할을 한다는 것을 증명하였다(Calandre et al. 2006). 그 연구는 잦은 편두통을 겪는 두통 클리닉의 환자들을 가끔 편두통이 오는 클리닉을 다니지 않는 실험군과, 두통이 있다하더라도 간헐적인 긴장성 두통을 겪는 건강한 대조군과 비교했다. 연구자들은 통증유발점들을 갖는 특정 근육들을 검사했고, 편두통 실험군의 93.9%가 편두통 통증과 다른 증상들을 재현하는 연관통 양상을 수반한 통증유발점들을 갖는 것을 알았다. 비교로, 건강한 실험군의 오직 29%만이 동일한 부위로 통증이 연관되었으며, 그 통증은 편두통에 비할 것이 못 되었다. 편두통 실험군의 통증유발점들을 누르는 것은 통증의 위치와 욱신거림의 정도, 빛과 소리에 대한 민감도 및, 그 사람들에게 흔한 증상들을 재현시킬 수 있었다. 편두통 실험군의 30.6%에서는, 통증유발점들을 가진 근육을 누르는 것이 실제로 즉시 치료를 필요로 하는 편두통을 일으켰다.

연구자들은 편두통의 병력이 길수록 공격의 빈도가 많을수록 그들의 근육 속의 통증유발점들 수가 많다는 것을 발견했다. 통증유발점들의 약 74%가 관자근(측두근)과 뒤통수밑근(후두하근)에서 발견되었다. 다른 통증유발점들은 보통 부가적인 근육들에서만 발견되었는데, 그 때는 실험군이 네 개 이상의 통증유발점들을 갖고, 그 상태가 어느 정도 진행되었을 경우였다. 이것은 편두통이 오래되고 통증유발점들이 치료되지 않았다면, 더 많은 수의 통증유발점들이 생길 것이며 더 많은 편두통을 겪을 것이다 — 어떤 자기-지속 사이클. (주의: 어떤 이유로 이 연구는 목빗근(흉쇄유돌근)의 통증유발점들을 확인하는 것을 포함하지 않았는데, 목빗근은 통증유발점들과 편두통 및 두통과 높은 상관관계가 있다는 것이 밝혀졌다. 또한, 목빗근은 통증유발점들이 보다 자주 발견되는 근육들 중의 하나다.)

통증유발점들은 현기증, 버티고, 설사, 생리통, 복통, 심계항진 및 다른 상태 같은 연관통과 다른 많은 증상들을 일으킨다. 이것을 알고, 연구자들은 통증유발점들 자체가 혈관계에 필요한 분리되고 분명한 그 자체의 입력 시스템이라기보다는, 뇌 속의 신경과 혈관들의 변화에 책임이 있을 것이라고 이론화 했다. 그들의 이론은 의미가 있는데, 통증유발점들을 누르는 것이 통증 없는 편두통 증상들을 재현할 수가 있고 심지어는 편두통을 만들 수 있으며, 통증유발점들의 치료를 빨리 그리고 충분히 했을 때 편두통을 막거나 멈출 수 있고, 통증유발점들의 매우 많은 수가 편두통의 많은 빈도와 상태의 기간과 연관이 있다는 것이다.

그렇다면 무엇이 먼저 오는가? 어떤 근육들의 통증유발점들이 편두통을 만들게 하고, 그 다음으로 자기-지속 사이클을 시작하게 하는지, 또는 편두통이 먼저 와서 통증유발점들의 수를 증가하게 만드는지, 어떤 경우라도, 이 발견은 매우 고무적인데, 통증유발점들의 치료가 편두통을 감소시키거나 없애는데 중요한 영향을 갖고 있다는 것을 뜻한다.

편두통의 다른 형태 (Other Types of Migraines)

통증유발점 자가-도움 기법이 도움이 안되는 것처럼 보이는 몇 가지 편두통 종류가 있는데, 그러나 이 경우라도 지속인자 항목을 잘 읽고 적용될 만한 어떤 인자들을 없애는 것이 도움이 될 것이다. 두통 없는(headache-free) 편두통은 징조는 있으나, 두통이 없다. 안근마비성(ophthalmoplegic) 편두통은 눈에서 시작하며 구토, 눈꺼풀 처짐 및 눈 운동에 관련된 신경의 마비를 동반한다. 대부분 젊은 사람들을 괴롭히는 기저부 동맥(basilar artery) 편두통은 심한 두통, 현기증, 이중시야, 불명료한 발음 및 근육 조화의 부족 등을 특징으로 한다. 경동맥압통(carotidynia)은 연세 드신 분들에게 더 흔한데, 턱 또는 목에 만성 또는 급성 통증 또는 뾰족한 기구로 찌르는 듯한 심부 통증을 만들고, 보통 목의 경동맥 부위에 압통과 부종을 보인다. 상태(status) 편두통은 희귀한 종류로 72시간 이상 지속되는 강렬한 통증을 특징으로 하는데 병원으로 직행하게 만든다.

군발성 두통 (Cluster Headaches)

군발성 두통은 우선적으로 20세에서 40세 사이의 남성에 영향을 준다. 그것들은 갑작스럽게 오며, 심하고, 몇 일, 몇 주 또는 몇 달을 나타나다가 없어진다. 그들은 계절적 또는 무작위로 재발할 수 있다.

군발성 두통의 증상 (Symptoms of Cluster Headaches)

잠이 들고 2~3시간 내에, 꿈 꾸기 시작하는 수면의 REM 단계 동안에, 증상의 대부분이 빈번하게 나타난다. 통증은 머리 한 쪽 또는 한쪽 눈 안 또는 주위에 특징적으로 꾸준하고 날카롭고, 강렬하고, 또는 끈질긴 통증을 보이는데, 그러나 목부터 관자까지 얼굴 전체를 포함할 수도 있다. 통증은 빠르게 악화되며, 5~10분 사이에 최고조로 되며, 최고조의 통증은 30분에서 2시간 지속한다. 붉고 상기된 얼굴을 동반할 수도 있다. 흐르는 콧물, 코 막힘, 눈 아래 또는 주위에 부종, 또는 눈동자가 작고, 붉고, 눈물 나는 눈들이 나타날 수 있으며, 보통 두통이 있는 쪽에 나타난다.

군발성 두통의 원인과 유발인자들 (Causes and Triggers of Cluster Headaches)

알코올, 담배 및 혈관을 수축 확장시키는 약물들이 군발성 두통을 유발한다고 알려졌는데, 머리와/ 또는 눈 주위의 혈관 벽의 변화들이 최소한 부분적으로 책임이 있다고 말한다. 이것은 인체 조직에 의한 히스타민 또는 세로토닌의 갑작스런 유리 때문일 수도 있다(히스타민은 알레르기에 대한 반응으로 유리되나, 다른 유발인자들도 있을 수 있다).

군발성 두통을 가진 환자의 81%가 사람이 자는 동안에 10초 또는 그 이상 호흡을 멈추는 상태인 수면 무호흡(sleep apnea)을 갖는다는 것을 한 연구팀이 발견했다 (Graff-Radford and Newman 2004). 이는 산소로 치료하는 것이 군발성 두통을 완화시키는 이유를 특히, 두통이 밤에 일어나는 경향이 있을 때, 설명할 수 있다. 사람들은 일반적으로 그들이 수면 무호흡을 겪는지 잘 모른다. 낮 동안에 과도하게 졸리고, 집중 곤란 및 기억력 감퇴가 증상이다. 군발성 두통을 겪는다면, 수면 장애를 검사해 보아야만 한다.

군발성 두통의 유발인자들과 원인들은 편두통과 통증유발점들의 유발인자들과 원인들의 일부와 동일하다. 근육 세포들에서 산소 부족은 군발성 두통을 일으키는 역할을 한다. 군발성 두통을 활성화시키고 지속화시키는 통증유발점들의 역할은 아직 연구되지 않았지만, 통증유발점들의 치료와 지속인자들을 없애는 것이 군발성 두통을 해결하는데 도움이 될 것이다.

외상으로 인한 두통 (Headaches from Trauma)

목 부상(neck injuries)은 외상 후(post-traumatic) 두통의 가장 일반적인 원인이다. 자동차 후미 추돌 사고를 당한 환자의 연구에서, 사람들의 62%가 6시간에서 72시간 내에 목 통증을 느끼고, 그들 중 82%가 두통 증상들을 보고 했다. 사고 12주 후에, 73%가 아직까지 두통을 보였다(Packard 2002). 그 당시에는 사소한 것처럼 보였던 사고들 조차도 심각한 손상을 일으킬 수 있으며; 사실상, 차량에 의한 손상 또는 사고에 관련된 속도와 연부조직과 목뼈(경추)에의 손상된 크기 사이에는 연관성이 거의 없다. 넘어지거나 떨어지는 상해들이 경추염좌(whiplash)와 유사한 손상을 일으킬 수 있다. 경추염좌 손상은 TMJ 기능장애를 일으켜서, 얼굴의 근육들에 영향을 주고 연관통 때문에 두통을 일으킨다.

상해는 손상이 오래가고 계속된 문제를 일으킬 수 있다. 상해를 받은 조직은 딱딱한 흉터 조직으로 수리되기 때문에, 그들은 원래 정상 조직의 강도와 탄성이 부족하다. 손상 받은 부위는 약하고 제한된 운동 범위 및 근육이 보다 쉽게 피로해지기 때문에 재손상을 쉽게 받는다. 목빗근(흉쇄유돌근)과 목갈비근(사각근)을 포함한 목의 근육들, 인대, 관절낭 및 다른 조직들에의 손상은 중심 감작을 일으켜서 만성 두통을 만든다(Packard 2002).

경추염좌 손상에서 온 증상들은 일반적으로 몇 주 또는 몇 달에 걸쳐서 좋아지나, 손상을 받은 40% 가까이의 사람들이 6개월 이상 지속하며 극소수는 장애를 갖는다(Packard 2002).

자주 증상들은 오래되지 않아 없어지지만, 그 후 다시 재발한다. 이 이유로, 보험회사의 권리 포기 문서에 사인하기 전에, 진단과 치료에 관한 의료비 지불이 아직 유효할 동안 손상의 전체를 확실히 파악하기 위하여 몇 달을 기다리라고 사람들에게 권하고 있다.

중대한 상해 후에 환자와 시술자 모두가 기능의 어느 정도의 상실이 불가피하다는 것을 알고 있는 것이 중요하다. 그러나, 아직까지 복잡한 치료를 통해서 상당한 완화를 얻을 가망성이 크다. 통증유발점들의 자가-치료는 통증을 줄이며 기능을 회복하는데 커다란 역할을 할 수가 있다.

이차성 두통 (Secondary Headaches)

이미 알고 있는 내재한 상태에 기인한 두통은 이차성 두통(secondary headache)으로 연관된다. 그것은 아마도 뇌혈관 질환, 종양, 머리 손상, 감염, 당뇨, 갑상선 질환 및 치아, 눈, 또는 귀 문제들 — 또는 약간의 다른 우선적인 상태 — 때문일 것이다. 투약 역시 이차성 두통을 일으킬 수 있다. 당신이 약을 복용 중이라면, 당신의 약사에게 그것의 가능성을 물어 보아라. 이차성 두통의 치료는 우선적인 상태를 손 보는 것을 목적으로 하는데, 그러나 통증유발점들의 치료가 연관된 두통을 아직도 도와줄 수 있다.

어떤 두통은 기침, 운동, 오르가슴, 또는 찬 온도 또는 고도에 노출에 의하여 유발된다. 이러한 두통은 보통 기간이 짧고 간혹 있기 때문에, 그들은 좀처럼 통증유발점들을 생성하는 데까지 가지 않으므로, 그것들은 이 책에서 그들을 다루지 않는다. 치료는 보통 원인의 최소화와 제거에 목적을 둔다.

좋은 소식: 통증유발점들 치료가 도움이 된다!
Great News: Treating Trigger Points Can Help!

두통을 갖고 있는 사람들은 건강한 대조군에 비하여서 머리를 내민 자세를 포함한 자세의 비정상과 그들의 목 뒤 근육 특히, 뒤통수밑근(후두하근; 11장에서 다룸)은 통증유발점들을 두 배나 많이 갖고 있다고 연구들이 보여준다. 흥미롭게도, 편두통을 가진 사람들은 비록 그들이 한 쪽만 편두통을 갖는 경향이 있지만, 긴장성 두통을 가진 사람들과 비정상 자세, 통증유발점들의 숫자 및 위치의 동일한 이환율을 보인다(Marcus et al. 1999).

편두통과 긴장성 두통을 모두 가진 사람들은 많은 수의 활동성 통증유발점들을 더욱 더 갖기가 쉽다(Marcus 1999). 활동성 통증유발점들의 수가 많을수록 두통은 빈번하고 심해진다. 편측성 두통이 있을 때, 활동성 통증유발점들의 더 많은 수가 두통이 있는 쪽에 있다. 통증유발점들은 두통이 있는 동안에 더 압통을 느끼고 아마도 두통의 바로 전과 바로 후에 더욱 압통을 느낄 것이다.

이것의 뜻은 두통의 절대 다수에서 문제의 모두 또는 부분이 통증유발점들일 가능성이 높다고 할 수 있고, 그리고 두통의 대부분은 여하튼 얼마간 통증유발점들 때문이라는 평가가 있다(Simons, Travell, and Simons 1999). 그래서 통증유발점들 자가-치료와 가능한 범위까지 모든 지속인자들을 찾아서 없애는 것의 조합으로 당신의 두통의 아마도 상당부분 또는 모두를 완화시킬 수 있다는 좋은 소식이 있다.

통증유발점 처치로 두통을 치료하기
Treating Headaches with Trigger Point Therapy

만약 당신이 두통이 있다면, 당신은 아마도 목과 머리의 근육들에 통증유발점들을 갖고 있을 가능성이 많고, 눌렀을 때, 당신이 보통 두통을 느끼는 곳으로 통증을 연관한다. 이 부위들 역시 아플 것이다. 당신의 두통의 강도는 연관통을 일으키는 근육들의 압통의 강도와 연관이 있을 것이다. 십중팔구, 머리와 목의 하나의 근육 이상의 통증유발점들이 겹치는 연관 양상을 일으키고 있어서, 당신은 오래가는 완화를 위해서는 관여한 모든 통증유발점들을 찾을 필요가 있다.

당신이 두통을 갖고 있지 않을 때 통증유발점들을 치료하는 것이 중요하다. 당신은 통증유발점들을 발견할 수 있을 것이고, 치료는 첫 장소에 두통이 나타나는 것을 막는 것이 되어야만 한다. 당신이 두통 전조증상들을 느낄 때까지 기다리지 말아라; 당신은 일단 심한 편두통 또는 다른 나쁜 두통이 발현되기 시작한다면 움직이기 조차 싫을 것이고, 치료를 받으러 가는 것조차 안할 것이다. 이에 더해서, 두통이 있는 동안에 근육들의 증가된 압통은 치료를 참을 수 없게 만들 것이다.

많은 사람들이 그들의 증상들이 낮은 수준으로 떨어지면 치료를 그만두는 잘못을 저지른다. 이것은 너무 빠르다는 말이다. 이상적으로, 당신의 모든 증상들은 없어져야 하고 당신은 당신이 정기적인 자가-치료 또는 치료사와의 약속을 중단하기 전에 증상 없는 기간을 겪어야만 한다. 그리고 당신의 증상들이 되돌아오기 시작한다면, 당신이 치료를 다시 시작하기 전에 그들이 참을 수 없을 상태로 될 때까지 기다리지 말아라. 당신의 상태는 다시 더 복잡해질 것이고 더 긴 치료 기간을 요한다. 만약 당신이 치료사를 찾아가기로 결정했다면, 첫 번째의 방문 시에 처음 6주 동안의 당신의 모든 약속 스케줄을 잡아라. 6주의 끝에, 당신의 치료사는 그 다음 6주의 추천을 할 수 있을 것이다.

두통의 투약: 먹어야 하나, 말아야 하나?
Headache Medications: To Take, or Not to Take?

두통약을 먹느냐 안먹느냐의 결정은 당신이 신중하게 고려해야만 될 것이다. 2장에서 말했듯이, 조기에 진통제(analgesics)를 복용하는 것은 유용한데, 그것이 당신에게 통증 사이클의 짧은-우회(short-circuit)를 도와줄 수 있다. 그러나, 두통약의 부작용 때문에 말썽거리가 만들어질 수 있다.

이것을 리바운드 효과(rebound effects)라 부르는데 그 뜻은, 그 당시에는 두통이 사라질 수 있는데, 그러나, 약 복용이 당신에게 더욱 더 잦고 강한 두통을 갖게 할 소지가 있을 것이다. 두통약을 일주일에 한 두 번 이상 먹는 사람은, 비록 쉽게 살 수 있는 진통제일 지라도, 리바운드를 격을 수가 있으며, 의사를 찾아가야만 한다.

만약 당신이 두통 때문에 약을 먹기로 했다면, 의사나 약사에게 어떤 이상한 증상들을 겪을 수 있는지를 물어 보아야 한다: 불규칙한 심박동, 우울, 피로, 과도한 졸림, 메스꺼움, 구토, 설사, 변비, 위장 통증 또는 위경련, 구강 건조, 피부색 변화, 또는 그치지 않는 기침들이다.

결 론 Conclusion

이 장에서는 당신은 가장 흔한 두통의 종류와 그들의 증상과 원인에 관하여 배웠다. 두통을 오래 겪어 왔을수록 그리고 통증이 강할수록, 중심 감작과 통증유발점들이 당신의 두통 사이클을 계속하게 만들 가능성이 커지는데, 비록 초기의 시작 인자들이 더 이상 존재하지 않아도 그렇다. 통증유발점들과 지속인자들의 조합이 아마도 당신의 두통을 일으키고 지속화시킬 것인데, 그 뜻은 둘 다 치료함으로, 당신은 당신의 두통에서 큰 완화를 얻기가 쉽고, 그리고 희망적으로 완전한 완화도 얻을 수 있다. 당신이 두통을 갖지 않았을 때 당신의 통증유발점들을 치료해라. 이것이 첫 장소에서 두통이 생기는 것을 막아 준다. 당신이 두통이 없는 기간을 겪을 때까지 치료를 중단하지 말아라.

다음 장은 측두하악관절에 대해서와 관절과 입 주위 근육들의 통증유발점들과 관절 둘 다가 어떻게 두통에 관여할 수 있는가를 논의할 것이다.

제 4 장

측두하악관절 기능장애
Temporomandibular Joint (TMJ) Dysfunction

앞 장에서, 측두하악관절 기능장애(temporomandibular disorders; TMD)를 가진 사람들이 TMD가 없는 사람들에 비하여 2배의 두통을 보인다는 것을 배웠고, 그들의 두통은 보다 잦고 강하다(Kemper and Okeson 1983). 또한 당신은 두통이 TMJ 문제를 가진 사람들에서 가장 흔한 증상이라는 것을 배웠는데, 보통 긴장성 종류의 두통이나 때때로 편두통과 긴장성 두통의 조합일 때도 있다. 당신이 TMJ 문제를 가진 것을 모른다 하더라도, 얼굴과 입 안과 주위의 통증유발점들이 당신의 두통에 나쁘게 관여할 수도 있다. 이 장은 TMD가 당신에게 중요한 요인인지 아닌지를 그리고 당신이 치과의사에게서 도움을 받아야만 하는지를 평가하는데 도움이 될 것이다.

측두하악관절 The Temporomandibular Joint

측두하악관절은 다른 관절과는 다르다. 관절은 그 속에 혈관이 없는 단단한, 섬유성 결체조직으로 둘러싸여 있고, 관절 속의 디스크는 같은 종류의 조직으로 구성되어 있다. 이러한 독특한 종류의 조직은 관절에 가해진 생리적인 스트레스에 반응해서 모양을 변화시키거나, 자신을 "리모델링"할 수가 있다. 이것은 어떤 면에서는 이익이 되는데, 그것이 TMJ를 당신의 교합에서 만들어진 작은 변화에 적응하게 해 준다. 그러나, 장기간의 손상에 의해서 디스크가 일단 붕괴되면, 더 이상 조직을 재생시킬 수 없고 영구적으로 진행된다.

측두하악관절 기능장애와 통증유발점들의 증상과 원인
Symptoms and Causes of TMJ Dysfunction and Trigger Points

측두하악관절 기능장애는 두 개의 범주로 나눠질 수 있다: 배열 문제와 염증으로 인한 관절 자체의 문제들과, 입 안과 주위의 근육들의 치료되지 않은 통증유발점들. 종종 이들 요소는 공동으로 일어나며, 그리고 통증유발점들은 궁극적으로 관절의 변화 또는 *부정교합*(malocclusion; 위 아래 턱의 치아들이 서로가 잘 맞지 않는 것)으로 가게 된다.

턱의 제한이 없는 사람들은 앞 치아의 위 아래 사이로 최소한 손가락 관절 두개를 수직으로 넣을 수 있다. 이것이 되지 않는다면, 정상적인 운동 범위가 아닐 것이다. 당신의 턱이 입을 벌릴 때 한 쪽으로 틀어진다면, 틀어지는 쪽은 통증유발점들을 갖고 있는 쪽이기 쉽다. 당신이 관절이 있는 곳 바로 그 위와 귀 속을 누를 때 통증을 크게 느낀다면, 아마도 관절 자체가 염증이 생긴 것이다.

TMJ에 영향을 주는 어떤 장애들은 운동 범위를 제한하거나, 염발음 같은 소음을 일으키는데 그러나 비교적 통증이 없다. 염발음은 디스크가 관절 속에서 적절하게 움직이지 않을 때 생기며 그리고 그 자신을 리모델링시키는 관절의 능력 때문에, 디스크는 결과적으로 모양이 변하고, 그것이 턱을 걸리게 만들고 통증도 생길 수 있다. 염증과 골관절염은 관절의 변화를 수반할 수 있다. 잠재 통증유발점들은 통증 이외의 증상들을 만들 수 있으며, 활동성 통증유발점들로 인한 통증이 없다 하더라도, 있음직한 통증유발점들을 치료하는 것이 현명하다.

통증유발점들은 당신의 치아 꽉 물기(clenching), 또는 이갈이, 혀를 치아 사이나 입 천장으로 밀기, 비정상적인 머리와 목 자세, 또는 얼굴의 직접적인 외상들에 의하여 만들어질 수 있다. 사람들은 측두하악관절 기능장애를 시작하게 하는 어떤 특수한 사건을 종종 기억할 수 있는데, 그들은 딱딱한 음식 섭취, 크게 하품하기, 경추염좌 손상, 얼굴에 가격, 또는 사랑니 발치 또는 치과 교정장치의 착용 같은 치과 치료 들이다.

측두하악관절 기능장애의 자가-도움 Self-Help for TMJ Dysfunction

당신의 얼굴, 목 및 머리의 시술을 당신 자신이 쉽게 할 수 있다. (제Ⅲ부가 그렇게 하는 세세한 모든 것을 가르쳐 줄 것이다.) 당신이 전문가라면, 다음의 셋을 구분하기를 원할 것이다. 첫째, 단지 관절 문제에 의한 TMJ 통증, 둘째, 통증유발점들 자체만의 근막 통증, 셋째, 관절 기능장애가 지속화시킨 통증유발점들. 당신이 자신의 통증유발점들을 시술한다면, 전문가가 관절 장애와 통증유발점 통증의 구별을 더 쉽게 구별하게 해주며, 그리고 당신의 자가-치료가 관절 기능장애를 완화시키는데 도움을 줄 것이다. 장기간의 부정교합 문제로 인하여 디스크가 영구적인 손상을 입을 가능성 때문에, TMJ와 관련된 통증유발점들을 가능한 빨리 치료하라고 조언할 만하다.

당신의 통증유발점들을 시술함에 따라, 교합은 변할 수 있다. 그러므로 당신이 교합 가드를 사용하거나 사용하려고 한다면, 당신이 통증유발점 처치를 몇 주 동안 할 때까지 기다리는 것이 좋다; 그렇지 않으면 당신은 얼마 되지 않아서 새로운 것을 또 맞춰야 할 수도 있다. 교합 가드와 교합안정장치가 당신이 깨무는 것을 막지는 못하지만, 그것들은 당신의 치아를 보호하고 근육 피로의 일부를 완화시킨다. 약국에서 쉽게 구할 수 있는 부드러운 플라스틱 교합안정장치는 너무 부드럽고 측두하악관절 기능장애를 돕지 못한다. 당신은 치과의사에게서 딱딱한 아크릴 교합 가드를 맞출 필요가 있다.

당신의 통증이 얼굴에 주로 있더라도, 당신의 얼굴, 머리 및 목의 모든 근육들의 통증유발점들을 확인하는 것이 중요한데, 당신이 이들 근육의 하나에서 얼굴로 온 연관통을 갖기 쉽기 때문이다. 칼슘, 마그네슘 및 엽산이 들어있는 보충제를 확실히 챙겨야 하는데, 이들의 부족은 당신이 치아를 가는데(이갈이; bruxism)에 주요 역할을 할 수 있기 때문이다(칼슘, 마그네슘 및 다른 유용한 보충제들은 6장, 식사에 자세히 다룬다). 제Ⅲ부 스트레칭 운동법의 모두가 도움이 될 것이다. 당신이 염발음 또는 당신의 턱이 걸리거나 탈구되지 않는다면, 스트레칭을 정기적으로 해라. 껌 씹기와 오랫동안 씹는 어떤 것을 멈춰라. 가능하다면, 측두하악관절 장애를 전공한 전문가와 상의를 해라.

당신의 자세에 신경을 써라, 특히 당신의 머리를 당신의 몸통에 비교해서 어디다 두어야 하는지 (5장의

"머리를 내민 자세"에 논의되어 있다). 머리를 내민 자세의 연관된 장력이 어깨와 목 근육들에 영향을 주어 턱을 잡아당기며, 치아와 측두하악관절을 틀어지게 만들며, 교대로 턱 근육에 통증유발점들을 만들어서 그것은 궁극적으로 두통을 일으킨다.

결 론 Conclusion

정상적인 운동 범위를 갖지 못한다면, 만약 당신이 입을 벌릴 때, 당신의 턱이 한 쪽으로 틀어진다거나 턱을 벌리고 다물 때 통증이나 염발음이 있다면, 아마도 주위 근육들의 일부에 통증유발점들을 갖고 있을 것이다. 통증유발점들은 턱을 꽉 깨물기, 얼굴에 직접적인 외상, 또는 머리와 목 및 혀의 비정상적인 위치에 의하여 생길 수가 있다. 운이 좋게도, 관여된 통증유발점들은 자가-치료하기가 쉽고, 교합 가드를 맞추기 전 또는 영구적일 수 있는 치과 치료를 받기 전에 그렇게 하는 것을 적어도 몇 주 동안 해보는 것이 좋은데, 이유는 통증유발점들 치료가 당신의 증상들의 일부 또는 전부를 또 당신의 교합 배열을 바꿀 수 있기 때문이다.

이 책의 다음 파트는 통증유발점들을 만들고, 그것을 활성화시키는 일반적인 요인들을 보여줄 것이다. 당신이 왜 통증유발점들을 자라게 하는 지를 파악하게 하고 이러한 지속인자들을 다룰 수 있는 방법들을 제공할 것이다.

제 Ⅱ 부

무엇이 통증유발점들을 일으키고, 무엇이 그들을 계속 시키는가 — 지속인자들

WHAT CAUSES TRIGGER POINTS AND KEEPS THEM GOING — PERPETUATING FACTORS

다양한 지속인자들을 바로잡음이 없이 근막 통증을 치료한다면, 환자는 치료와 재발의 끊임없는 사이클에 빠지게 운명에 처해진다. 보통, 하나의 스트레스는 통증유발점을 활성화시키고, 그 다음으로 다른 인자들이 그것을 지속화시킨다. 일부 환자들에서는, 이러한 지속인자들이 너무 중요해서 그것들의 제거가 어떤 국소적인 치료 없이도 통증을 완화시킨다.

Janet Travell과 David G. Simons 박사 (1983, 103)

통증유발점들에 압력을 가하는 것은 아마도 통증과 다른 증상들을 잠정적 또는 오랜 기간 동안 완화시킬 것이다; 그러나, 그것이 내재한 지속인자들을 해결하지 못한다. 통증유발점들 처치를 통해서 잠정적인 완화를 얻었으나 당신의 증상들이 빨리 재발된다면, 통증유발점들이 틀림없이 하나의 요인이지만, 보다 오래가는 효과를 얻기 위해서는 지속인자들에 대처할 필요가 있을 것이다. 이것은 당신이 특히 편두통을 가졌을 때 중요한데, 왜냐하면 지속인자들의 수많은 다양함이 편두통에 역할을 하며 또한 그들은 더 큰 역할도 한다.

여기서는 통증유발점들을 활성화시키거나 지속화시키는 약간의 전반적인 원인들을 설명하고 당신이 목, 등 상부 및 머리의 근육들의 통증유발점들에 의해서 생긴 두통과 TMJ 통증을 제거하는데 도움이 될 지속인자들을 어떻게 다루는 많은 방법을 제공한다. (제Ⅲ부에서, 특정 근육들을 다룬 장은 각 근육의 특성에 맞는 설명을 할 것이다.) 지속인자들에 관한 전체 장을 읽을 것을 권하는데, 왜냐하면 복수의 요인들이 종종 관여되고, 이 시점까지 당신이 이러한 요인들이 당신의 두통에 관여할 수 있는지를 알지 못했었을 수 있기 때문이다. 많은 다른 요인들이 당신의 상황에 관여할 수 있기 때문에, 처음에는 당신의 두통의 정확한 원인들을 찾는다는 것이 힘들다는 것을 알 것이다. 그러나 원인처럼 보이는 것들을 없애기 시작함에 따라서, 두통의 빈도는 줄어들고, 당신의 상태에 관련된 남아있는 지속인자들로 점차 줄여갈 수 있다.

일반적인 지속인자들은 다음과 같다: 구조적 스트레스, 손상, 척추 배열이상, 영양 부족, 나쁜 식습관, 음식물 알레르기, 정서적 요인들, 수면 문제, 급성 또는 만성 감염, 호르몬 불균형 및 장기 기능장애 및 질환. 실험실 검사가 7장 끝에 있는 지속인자들을 확증하거나 배제하는데 도움이 될 것이다.

지속인자들을 다뤄감에 따라서, 그 과정이 너무 압도적이지 않도록 보조를 맞추어야 한다; 그것을 하는 것을 즐거운 마음으로 해라. 시간을 가지고 당신의 지속인자들을 시술해라. 필요한 변화를 한 번에 만들 수는 없다. 하나의 중요한 첫 단계는 두통 일기를 써내려 가면서 어떤 지속인자들이 당신에게 적용되는 지를 결정할 수 있게 한다. 지속인자들을 다루기 시작함에 따라, 계속 진행하며 제Ⅲ부의 자가-도움 기법을 시작해라.

두통 일기 적기

어떤 지속인자들이 당신의 통증유발점들과 두통을 활성화시키는지를 이해하는데 도움이 되도록, 두통 일기를 적어라. 두통이 있을 때마다, 다음의 모든 정보를 적어라:

- 두통이 시작한 날짜와 시간
- 통증이 있는 곳 (당신의 목과 등을 포함해서)
- 통증 강도: 미약, 중간, 심함, 또는 아주 심함
- 그 시간에 한 일: 예, 운동, 작업, 독서, 또는 누워있기
- 전 날에 잠을 잘 잤는가, 얼마나 잤는가
- 두통이 생기기 전에 24시간 동안 당신이 먹고, 마시고, 냄새 맡고, 들은 것
- 두통의 발현 전에 당신의 감정: 예, 화, 두려움, 슬픔, 스트레스 또는 우울
- 어떤 다른 증상들
- 당신을 기분 좋게 만든 어떤 것
- 당신을 기분 나쁘게 만든 어떤 것
- 여성의 경우, 월경 주기가 언제이며, 당신이 복용한 호르몬들

이러한 정보를 추적하는데 도움이 될 챠트를 만들거나, 챠트 견본을 보고 당신 자신에 맞게 변경해서 쓸 수 있게 www.triggerpoint.com을 참고하시오.

제 5 장

인체 역학
Body Mechanics

어떻게 앉고, 서고, 걷고, 자고, 전반에 걸쳐 당신 근육들을 치료하는 것들이 통증유발점들의 형성과 지속화에 막대한 영향을 미친다. 올바른 자세, 당신에게 맞고 당신을 받혀주는 가구, 제대로 맞는 옷 및 어떤 동작의 조정들이 당신의 치유를 매우 빠르게 하며 그리고 오래가는 효과를 가져다 준다. 올바른 자세를 배우는 것은 특히, 머리 위치, 통증유발점들을 치료하는데 매우 중요한데, 이유는 머리를 앞으로 내민 자세가 통증유발점들을 만들고 지속시키며 그리고 두통과 TMJ 기능장애에 주된 요인이 되기 때문이다. 시각 스트레스를 줄이는 것 또한 중요한데, 부분적으로 당신이 보다 잘 보려는 의도에서 머리를 앞으로 유지하고 있을 수 있기 때문이다. 새로운 상해를 빨리 치료하는 것이 통증유발점들의 형성을 막는데 도움이 될 수 있고, 오래된 상해의 치료뿐만 아니라, 척추 배열 이상과 골격계의 다른 문제들의 치료가 통증유발점들의 지속화를 멈추는데 도움이 될 수 있다.

기계적 스트레스 Mechanical Stressors

맞지 않는 가구, 근육의 오용, 꽉 끼는 옷, 머리를 앞으로 내민 자세, 시각 스트레스 및 골격 비대칭 같은 만성적인 기계적 스트레스들이 통증유발점 악화의 자기-영속 사이클을 일으키고 두통과 TMJ 문제에 관여된 통증유발점들의 가장 흔한 원인과 지속인자들에 속한다. 다행스러운 것은, 거의 항상 그들을 고칠 수가 있고, 그것들을 최소화하거나 없애는 것이 두통 사이클을 파괴하기 위해서 할 수 있는 가장 중요한 것들 중의 하나다.

맞지 않는 가구 (Misfitting Furniture)

맞지 않는 가구는 근육 통증의 주원인인데 특히, 작업장에서 그렇다. 사무실 또는 집 어디서든지 책상이나 컴퓨터 앞에 앉는 것은 당신의 등세모근(승모근)과 목 근육들에 상당한 스트레스를 주는데, 그러나 이러한 스트레스를 줄이기 위한 많은 방법들이 있다. 당신의 자세를 고치는데 도움이 될 많은 편리한 도구들이 있고, 그것들의 상당수가 요추 지지대 또는 전화기 헤드셋 및 카피 홀더처럼 너무 비싸지 않다. 올바른 높이를 만들기 위하여 컴퓨터 스크린 아래에 두꺼운 카탈로그를 놓는 것만으로도 큰 차이를 만든다. 바로 쓸 수 있는 이러한 고안품들을 갖추는 것이 당신이 그것을 가능한 많이 통증없이 효과적으로 사용하게 할 것이다.

사무실을 방문해서 당신의 사무실 배열을 평가할 수 있는 인체역학을 전문적으로 다룬 회사를 찾는 것을 고려해라. 그들은 약간의 조정을 할 수가 있고 당신의 신체에 맞는 가구를 고르는 것을 도와 줄 것이다. 당신의 고용주는 비용에 난색을 표할 수 있으나, 나쁜 작업환경의 결과로 건강에 문제가 생기게 되면, 작업 시간의 공백과 노동자들의 보상 요구에 직면하게 될 것이다. 고용주가 지불을 하려 하지 않는다면, 당신 자신이 지불할 수 밖에 없다. 당신이 통증 없이 지낸다는 것이 최우선이기 때문이다.

당신에게 맞는 가구를 구해라 (Get Furniture That Fits You)

잘 맞지 않는 가구를 고치거나 교체하는 것이 통증유발점들에서 완화를 위해 할 수 있는 가장 쉬운 일 중의 하나인데, 특히 두통과 TMD(측두하악관절 기능장애; temporomandibular disorder)의 통증을 일으키는 것들이다. 일단 고치고 나면, 당신의 자가-도움의 부분으로 매일 또는 자주 그것을 할 필요가 없게 된다. 그래도 당신은 당신의 자세의 인식을 할 필요가 있으며, 당신이 그것을 알지 못한다고 해도 비생산적인 자세 습관들의 일부를 고쳐주는 가구는 훨씬 간단한 방법이다.

컴퓨터 스크린(computer screen). 컴퓨터 스크린은 당신 바로 앞에 있어야만 하는데, 눈 높이 약간 아래이며 윗면이 약간 뒤로 경사져야 한다. 하드 카피를 작업한다면, 그것은 스크린 옆에 붙어 있어서 머리를 아래로 숙이거나 옆으로 많이 돌리지 않고, 가능한 당신이 바로 앞에서 볼 수 있도록 한다. 당신은 카탈로그 또는 책들을 스크린 밑에 올바른 높이가 될 때까지 놓아서 스크린 높이를 올릴 수 있다. 스크린이 눈 부시지 않도록 워크스테이션을 평가해 보아라. 조명이 적절한지 그리고 컴퓨터 스크린이 눈을 피로하게 하지 않는지 살펴라.

키보드와 마우스(keyboard and mouse). 키보드와 마우스는 가능한 무릎 레벨에 가깝게 두어야만 한다. 인체공학적으로 올바른 키보드와 키보드 트레이는 키보드를 당신의 무릎 가까이 두게끔 해야만 하며 타이핑 동안에 의자 팔받침을 사용해라. 나는 소위 "마우스 손상"을 많이 본다: 적절한 팔받침이 없이 오랜 시간 동안 컴퓨터 마우스를 써서 오는 팔과 어깨 통증으로, 결과적으로 등세모근과 목 뒤 근육들의 통증유발점들의 형성으로 인한 두통을 만들게 된다.

의자(chairs). 당신의 팔꿈치와 앞팔은 작업면 또는 적절한 높이의 팔받침 위에 평탄하게 놓아야만 한다. 팔받침은 충분히 높게 해서 당신이 옆으로 기울이기 않고 당신의 팔꿈치를 지지해야 하며 당신의 어깨가 치켜 올라가지 않도록 너무 높아서는 안된다. 의자는 딱딱하고 바퀴 달린 의자는 피해야만 한다. 당신의 무릎은 당신의 책상아래 잘 맞아야만 하고, 당신의 의자는 충분히 가까워서 당신이 등받이에 기댈 수 있어야 한다. 좋은 의자는 요추부와 등 중간 모두를 받혀주고, 수직에서 약간 뒤로 경사진 등 받침이 있다. 허벅지의 앞 부분의 시트는 앞쪽 가장자리에 허벅지가 눌려지지 않고, 발바닥은 바닥에 평편하게 댈 수 있도록 충분히 낮아야만 하고, 모든 압력이 엉덩이에 놓여지지 않도록 충분히 높아야 하며, 당신의 엉덩이에 맞도록 약간 파져야 한다.

기타 사무실 가구(other office furniture). 읽는 것들, 계획서, 또는 청사진 작업 때문에 구부려야만 한다면, 경사진 작업대가 당신의 등과 목 근육들로 가는 기계적 스트레스를 어느 정도 줄여줄 것인데, 그렇다 하더라도 자주 휴식을 취해라.

헤드 셋(head set). 전화기 헤드 셋은 두통의 완화를 줄 수 있는데, 그것이 목과 등 통증을 줄이는데 도움이 되기 대문이다. 전화기 어깨 받침대는 적절하지 않고, 전화기를 손으로 들고 있으려 한다면, 어떤 시점에서는 전화기를 머리와 어깨 사이에 끼고 있게 될 것이어서, 그것은 당신의 목과 등세모근에 많은 부담을 준다. 당신의 모든 전화기에 헤드 셋을 마련해라 — 직장에서, 집에서 그리고 당신의 휴대 전화도 마찬가지다.

요추 지지대(lumbar support). 요추 지지대는 어깨가 휜 자세를 교정하는 것을 돕는다. 대부분의 카이로프랙틱 사무실은 여러 두께의 요추 받침대를 구비하고 있다. 당신의 차에 하나 그리고 집에서 당신이 좋아하는 곳에 하나를 마련할 것을 권한다. 등 받침이 없는 어떤 것이라도 앉으려 하지 말아야 하는데, 앉게 되면 어깨와 등 상부가 앞으로 구부정하게 만들기 때문이다. 스포츠 경기, 소풍, 또는 등 받침이 없을 것 같은 다른 곳에 갈 때, 크레이지 크리크 의자(Crazy Creek chair; 등 받침이 있는 들고 다닐 수 있는 가벼운 의자) 또는 최소한 어떤 받침이 있는 유사한 어떤 것을 갖고 가라. 당신은 그것을 대부분의 큰 스포츠 용품점에서 구할 수 있다. 8만원 정도면 구할 수가 있고 — 당신의 등을 위한 좋은 투자다 — 그리고 그들은 들고 다니기에 매우 가볍다. 또는 가볍고 접을 수 있는 의자도 좋은데, 이 또한 스포츠 용품점에서 구할 수 있다.

침실 가구 (Bedtime Furniture)

당신은 아마도 삶의 1/3을 침대에서 보낸다. 그래서 당신의 베개와 침대가 당신에게 확실히 맞는 것을 고르는 것이 매우 중요하다고 할 수 있다. 소파나 의자에서 자는 것은 절대로 피해야만 한다.

베개(pillows). 베개가 고무 폼(form rubber) 또는 다른 어떤 탄성 있는 물질로 되어 있다면, 그것은 당신의 머리를 흔들거리게 하므로 쓰면 안된다. 이러한 베개가 주는 진동은 통증유발점들을 악화시킨다(그러나 메모리 폼 베개는 좋다). 당신의 베개는 당신의 척추를 바르게 하고, 당신이 옆으로 누울 때 편안하게 해주는 높이로 당신의 머리를 받혀야만 한다. 카이로프랙틱 사무실에서는 디자인이 잘 된 베개를 항상 준비하고 있다. 나는 여행갈 때 내 베개를 항상 갖고 다닌다; 내가 아는 방법은 잠을 편안하게 잘 수 있는 어떤 것을 갖고 있는 것이고, 비행기에 꽉 박혀서 갈 때도 편리하게 쓸 수 있다.

침대(bed). 너무 푹신한 침대는 많은 근육 문제를 일으킬 수 있다. 당신의 침대가 너무 푹신하다는 것조차 모를 수 있다. 일반적으로 사람들은 그들의 매트리스가 충분히 딱딱하다고 주장하나, 더 질문을 해 보면 그들의 통증이 특히, 안 좋을 때 마루 위에서 매트를 깔고 자는 것이 그들을 더 편하게 해 준다는 것을 인정한다. 캠핑 매트를 바닥에 깔고 일주일만 자 보도록 해라. 더 좋은 기분을 느낀다면, 그것이 아무리 비싼 침대이고 또 다른 사람들에게 편하다고 하더라도, 당신의 매트리스가 충분히 딱딱하지 않다는 것이다. 사람마다 다른 종류의 매트리스가 필요하다. 몇몇 100% 솜으로 된 요는 아주 딱딱해서 일부 사람들에게 최상일 것이다. 매트리스들(mattresses)은 실제로 오직 5년에서 7년 정도 쓰므로, 그 때가 되면 새 것으로 바꿔야만 한다. 또한 당신의 파트너가 체중이 많이 나갈 때, 상대 쪽으로 굴러가지 않으려고 자신을 약간 버티고 있다는 것을 모를 수 있다. 몇몇 매트리스는 다른 정도의 딱딱함을 원하는 경우에 맞춰서 만들어진다.

근육의 오용 (Abuse of Muscles)

나쁜 자세를 피해야 하는 것을 인식하지 못하고 있다면, 제대로 맞는 가구는 큰 도움을 줄 수가 없다. 책상 또는 소파에서 웅크리고 있거나 침대에서 책을 읽는다면, 당신의 근육은 힘이 들 것이다. 나쁜 인체역학(바른 자세로 물건을 들어 올리지 못함), 오랜 기간의 부동 자세(휴식 없이 책상에 앉아 있기), 반복된 운동(키보드 타이핑 또는 컴퓨터 마우스), 오랜 기간 동안 몸을 어색한 자세로 유지(치과의사 또는 차 수리 같은 직업) 및 과도하게 빠르고 급격한 운동(스포츠 활동) 따위가 근육의 오용이다.

바지를 입을 때는 반드시 앉아서 입어라. 담화를 나눌 때, 상대방 쪽으로 머리를 돌리지 말고 돌아서 상대를 바라 보아라. 올바른 방법으로 물건을 들고 (등이 아니라 무릎을 사용해라), 그리고 오랜 시간 무엇을 해야만 할 때에는 자주 휴식을 취해라. 귀가 잘 안 들린다면, 보청기를 사용해라; 제대로 듣지 못한다면, 당신은 당신의 머리를 한 쪽으로 끊임없이 돌리기 때문에, 당신의 등세모근과 목 근육에 스트레스를 준다. 여성의 경우, 등 통증을 일으킬 정도로 당신의 유방이 너무 크다면, 당신의 보험회사는 당신의 의사가 추천할 때 유방 축소술 비용을 지불할 것이다. 그러나, 이러한 선택을 따르기 전에 수술의 위험을 주의 깊게 고려해야만 한다.

자가-도움 기법: 휴식을 자주 해라. 당신이 오랫동안 앉아있어야만 하는 어느 때라도 자주 휴식을 취해라. 하나의 묘책은 타이머를 방 건너 쪽에 두는 것이다; 그것을 끄려면 일어나야만 할 것이다.

자가-도움 기법: 당신이 긴장하고 있는 때를 찾아서 그리고 긴장을 풀어라. 당신이 어깨를 치켜 올리고 있거나 근육을 긴장시키는 지 살펴라. 특히, 당신이 스트레스를 받고 있을 때. 잠시 시간을 내서 정신적으로 당신의 신체를 평가하는데, 당신이 어디를 긴장하고 있는 지 알아 차려라. 긴장한 부위를 만나게 될 때마다 심호흡을 하고 당신이 숨을 내 쉬는 동안 의식적으로 그 부위의 긴장을 풀어라. 이것을 하루에 수 차례 해라. 어떤 부위에서 긴장을 하는 습관을 깨기 위해서 자신을 재훈련 시킬 필요가 있다.

자가-도움 기법: 운동 범위를 부드럽게 늘려라. 통증 때문에 근육을 움직이지 않으려는 습관을 가졌다면, 통증유발점들을 비활성화시키는 것처럼 운동 범위를 부드럽게 그리고 점차적으로 늘릴 필요가 있다. 아직도 아픈지 보려고 또는 건강관리 전문가에게 아프게 만들려면, 어디를 움직여야만 하는지 보여 주려고 근육에게 스트레스를 주지 말아라. 이 동작을 계속 반복한다면, 당신은 통증유발점들을 계속 활성화시킬 것이다.

자가-도움 기법: 턱을 꽉 깨물지 말아라. 턱을 꽉 깨문다거나 치아들을 간다면, 치과의사를 찾아가 도움을 청해라. 칼슘, 마그네슘, 엽산 및 B 복합체가 든 보충제를 먹어라. 스트레스 감소 테크닉 또한 도움이 된다.

자가-도움 기법: 혀 굴리기(tongue rolls)를 해라. 혀 굴리기는 입 근육들을 이완하는데 도움이 된다. 우선, 입으로 심호흡을 세 번 하고나서 입을 다물고 운동을 하는 내내 당신의 코로 깊게 숨 쉬는 것을 계속한다. 입술을 붙이고, 당신의 치아들 밖으로 큰 원을 그리면서 혀 굴리기를 시작하는데 당신의 입술을 떼지 않고 한다. 혀 굴리기를 각 방향으로 10회 한다. 처음에 이렇게 많은 반복을 할 수가 없다면, 가능한 많이 하는 것이 편안해질 것이다.

옷 (Clothing)

무엇을 입고 어떻게 입고 있는 것이 통증유발점들을 만들거나 지속화 시킨다는 것을 안다면 놀랄 수도 있다. 꽉 조이는 옷이 순환을 방해하기 때문에, 그것이 직접적으로 통증유발점들의 원인이 될 수 있다. 신발도 두통에 간접적으로 관여할 수 있다. 당신이 서고 걷는 어떤 때라도, 당신의 발은 당신의 전체적인 자세와 걸음걸이에 영향을 미친다. 하이힐과 굽이 있는 다른 신발들이 인체 전체에 걸쳐 근육 긴장을 만들 수 있어서, 그래서 통증유발점들에 기여를 한다. 옷은 쉽게 고칠 수 있는 문제다.

자가-도움 기법: 여유 있는 옷을 입어라. 꽉 끼는 옷은 순환을 막고 근육 문제를 만든다. 첫 번째 원칙은 옷이 피부에 고무 자국을 남긴다면, 그것은 너무 꽉 껴서 적절한 순환을 막기 때문이다. 양말, 벨트, 허리띠, 브라 및 넥타이가 꽉 끼는지 살펴 보아라.

자가-도움 기법: 지갑(purse) 또는 가방(daypack)을 올바르게 지녀라. 손가방을 갖고 다닌다면, 긴 줄이 있는 것을 택해서 그 줄을 한쪽 어깨에 걸치지 말고 몸통을 가로지르게 메고 다녀야 한다. 배낭을 쓴다면, 양 어깨에 줄을 걸쳐라. 가방 또는 배낭을 한 쪽 어깨에 걸친다면, 가방이 아무리 가볍다 하더라도, 가방이 미끄러져 떨어지지 않도록 하기 위하여 한 쪽 어깨를 위로 올려야 하기 때문이다.

자가-도움 기법: 신는 것(footwear)을 올바르게 골라라. 발의 뒤침(supination)의 교정(발의 내측에 체중을 더 두는 것) 또는 엎침(pronation)의 교정(발의 외측에 체중을 더 두는 것)이 일부 사람들에게 필수적이라고는 하나, 나는 거의 모든 사람들이 그들의 신발(shoes)에 넣는 일종의 신발 받침을 써서 도움을 얻을 수 있다고 생각한다. 적절한 아치 지지를 해 주는 신발은 좀처럼 없고, 이것이 인체를 계속 따라 올라가면서 영향을 준다. 내가 좋아하는 비교정적인 교정기구는 수퍼피트 상표(Superfeet brand)다. 그들은 깊은 발꿈치 컵을 갖고 있어서, 그것이 뒤침과 업침을 막는데 도움을 주고, 아치를 잘 바쳐준다. 수퍼피트에는 여러 가지 모델이 있는데, 싸고, 기성품으로 잘라서 맞춰 쓰는 안창과 약간 비싼 맞춤형 안창이 있다. 그들의 제품들은 여러 가지 신발에 맞춰 쓸 수가 있다. www.superfeet.com을 찾아 보아라. 교정용 교정기구가 필요하다는 것을 알게 된다면, 족병학자를 찾아 볼 필요도 있다. 위에 말 한대로, 높은 힐, 카우보이 부츠, 또는 굽이 달린 다른 신발들을 신지 말아라.

머리를 내민 자세 (Head-Forward Posture)

머리를 내민 자세는 통증유발점들을 생성하고 지속하게 만들며 또한 편두통과 긴장성 두통 모두에 큰 역할을 한다. 다른 사람에게 당신의 옆 모습에서 머리가 몸통보다 앞으로 나왔는지를 보게 해라. 머리가 어깨보다 많이 나올수록, 더 많은 통증유발점들을 만들 가능성이 더 크며, 두통이 더 많이 생길 가능성이 크다(Marcus et al. 1999). 자세 운동이 머리를 내민 자세를 없애는데 도움이 될 수 있다.

자가-도움 기법: 요추 지지대(lumbar support)를 사용해라. 앉아 있는 동안의 나쁜 자세가 (차, 책상, 컴퓨터 앞, 또는 저녁을 먹거나 TV를 보는 것) 머리를 내민 자세를 만들거나 악화시킬 수 있다. 당신이 앉는 어디든지 좋은 요추 지지대를 사용하는 것이 나쁜 앉아있는 자세를 교정하는데 도움이 될 것이고, 궁극적으로 머리를 내민 자세에 도움이 된다.

자가-도움 기법: 자세 운동(postural exercises)을 해라. 올바른 자세를 만들고 머리를 내민 자세를 줄이려면, 양 발을 10 cm 정도 벌리고 서서, 팔은 몸 옆에 붙이고 엄지는 앞으로 향하게 한다. 등 아래를 안정시키기 위해서 엉덩이에 힘을 주고, 그 다음으로, 숨을 들이 마시는 동안에, 팔과 어깨를 바깥쪽 뒤로 돌린다(엄지가 뒤로 향하게 돌린다). 그리고 당신의 양 어깨판이 등 뒤에서 가까워지도록 당긴다. 이 자세를 유지한 채, 어깨를 아래로 떨구면서 숨을 내쉰다. 머리를 뒤로 보내어 귀가 어깨 선에 가게 하고, 정상적으로 숨을 쉬면서 이 자세를 약 6초간 유지한다(머리를 움직이는 동안, 머리를 위 또는 아래로 기울어지거나 또는 입을 벌리지 않는다). 긴장을 풀어라, 그러나 일단 당신이 그 자세를 풀었다면, 좋은 자세를 유지하도록 노력을 해라. 이 자세를 유지하는 것이 불편하거나 뻣뻣하다고 느끼면, 당신의 체중을 발 뒤꿈치에서 앞꿈치로 보내려고 해 보아라, 그것이 당신의 머리를 어깨를 넘어서 뒤로 보내줄 것이다. 좋은 자세를 만들기 위해서 이 운동법을 하루 내내 자주 반복해라. 매 한 두 시간마다 해라. 하루에 한 번 계속해서 여섯 번 반복하는 것보다 하루에 여섯 번 이상 한 번 반복하는 것이 좋다(Travell and Simons 1983).

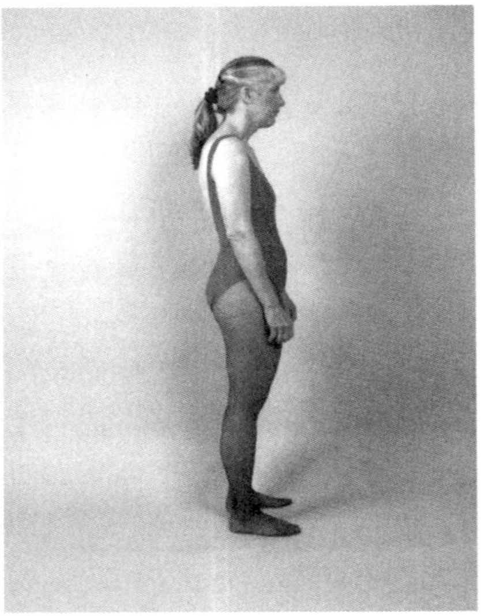

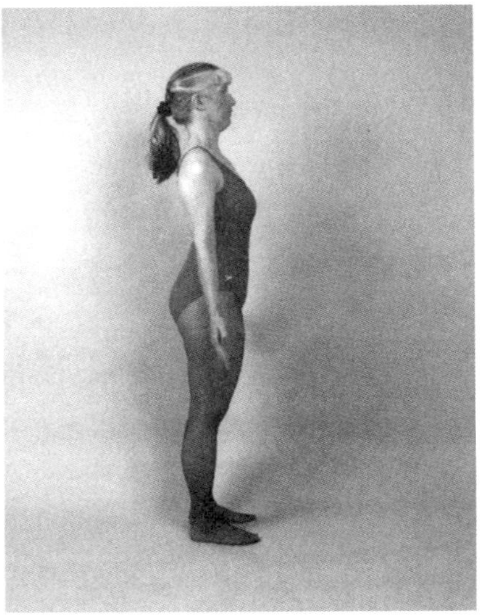

시각 스트레스와 통증유발점들 (Visual Stress and Trigger Points)

컴퓨터 작업을 하는 동안 시각 스트레스는 통증유발점들의 생성에 중요한 역할을 한다고 알려졌고, 그 역할은 자세 스트레스와 결합할 때 더 커진다. 번쩍이고, 부적절한 조명, 좋지 않은 스크린 해상도 및 명멸(낮은 재생 비율 때문에 생기는)들이 통증유발점들을 악화시킨다고 한 연구가 밝혔다 (Treaster et al. 2006). 시각 스트레스가 정신 집중을 더 요구하고, 증가된 정신 집중이 근육 수축과 긴장을 증가시키기 때문에, 이것이 컴퓨터 작업이 통증유발점들을 일으키거나 활성화시키는 이유를 설명한다고 연구가들이 이론화했다. 그 연구는 시각 문제들의 영향들은 다루지 않았으나, 안경을 맞출 필요가 있거나, 그들의 처방을 조정할 필요가 있는 어떤 사람들 역시 시각 스트레스를 겪는다는 것은 당연하다.

자가-도움 기법: 컴퓨터 스크린을 조절해라. 당신의 스크린의 명도를 조절하고 당신의 모니터 위치와 앉는 자세를 조절해서 스크린이 번쩍이지 않게 하는데, 인체공학적으로 올바른 자세를 유지해야 한다. 또한 당신은 번쩍이지 않는 스크린 커버를 원할 수도 있다. 모니터가 오래될수록, 어른거리고 번쩍이는 문제를 가질 가능성이 크다. 새로운 모니터를 살 필요도 있다. 운이 좋게도, 요새는 새 평면 스크린 모니터는 비교적 싸게 살 수 있다.

자가-도움 기법: 안과의사를 찾아가라. 안경 또는 콘택트 렌즈를 끼고 있다면, 최근의 처방전에 의해서 맞춰야만 한다. 독서용 안경을 쓴다면, 그것을 사용할 때 충분히 멀리 볼 수 있도록 해야만 한다. 이중초점 렌즈를 통해서 보려고 머리를 많이 기울이지를 말아라. 안경의 반사가 머리를 기울이거나 쓰러지게 한다면, 당신의 자세 또는 빛의 위치를 바꿔라.

골격 비대칭 (Skeletal Asymmetries)

한쪽이 짧은 다리와 작은 반골반(hemipelvic: 당신이 앉는 골반의 부분) 같은 골격 비대칭은 두통에 관여된 통증유발점들에 기여할 수 있다. 운이 좋게도, 이들은 한 쪽 신발에 집어 넣는 패드나 또는 의자 위 한 쪽 엉덩이 아래에 놓는 패드를 써서 돈을 들이지 않고 비수술적으로 고쳐질 수 있다(이 책에서, "짧은 다리"라는 용어는 다리 길이가 정말로 같지 않은 것을 말하는데, 실제로 한 쪽이 짧은 뼈들이며, 척추 배열 이상에 의한 "짧은 다리"가 아니며, 후자는 한 쪽 힙이 다른 쪽 보다 높을 때 쓰이는 카이로프랙틱 용어이며 한 쪽 다리가 다른 다리 보다 짧은 모습을 보여준다). 다른 골격의 불균형 또한 고쳐질 수 있다. 예를 들어, 긴 둘째 발가락은 신발 교정 장치로 교정될 수 있고, 짧은 위팔은 인체공학적으로 교정된 가구에 의해서 교정될 수 있다.

상 해 Injuries

상해는 대개 통증유발점들의 가장 흔한 발통인자들 중의 하나이며, 그것들은 자주 만성 두통과 TMJ 문제의 생성에 한 역할을 한다. 건강한 근육은 사용하지 않을 때 만지면 유연하나 동작을 만들 때에는 굳어진 느낌이 날 것이다. 몇몇 근육이 휴식할 때에도 굳어진 느낌이라면, 그것은 건강하지 않은 방식으로 뭉친 것인데, 비록 당신이 훈련을 쌓았다 하더라도 마찬가지다.

나는 고무 밴드와 막대기의 비유를 쓰는 것을 좋아한다. 갑작스럽고 예기치 않은 힘이 막대기에 가해지면, 손상을 입을 가능성이 크며 딱딱한 근육의 경우에도 마찬가지일 것인데, 거기서 힘은 낙상 또는 차 사고 같은 어떤 것일 것이다. 그러나, 급격스러운 힘이 고무 밴드에 가해지면, 힘을 흡수하려고 늘어날 것이고, 유연하고, 건강한 근육의 경우도 똑같을 것인데, 상해를 덜 입게 만들 것이다. 당신이 알아차리지 못하나 근육이 뭉치고 제한될 수도 있는데, 잠재 통증유발점들이 어느 정도로 운동 범위를 제한하고 거의 모든 사람들이 약간의 잠재 통증유발점들을 갖고 있기 때문이다. 잠재 통증유발점들을 가진 이러한 근육들은 어떤 힘이 가해졌을 때 쉽게 다치게 될 수 있다.

새로운 상해 (New Injuries)

이전에 논의한 것처럼, 상해가 처음 생겼을 때 치료하는 것이 통증유발점들이 형성하는 것을 막고, 눈덩

이처럼 커지는 통증 사이클을 피하게 도와 준다. 최근에 입은 상해를 돌보는데 경험을 지닌 침구사 또는 마사지 치료사를 찾아라. 또한 당신은 카이로프랙틱 시술자 또는 접골요법 의사를 볼 필요도 있을 것이다.

자가-도움 기법: 새 상해를 치료해라. 상해를 입었을 때, 가능한 빨리 치료를 시작해라. 처음 48시간 동안은 얼음찜질을 하고, 가능한 빨리 아르니카 팅크 유사요법 처방을 복용하거나 국소적으로 바른다. 당신은 (침술사 또는 건강 식품점에서 팔지 모르지만) 외상에 중국 허브 처방을 쓸 수도 있다. 이것들을 당신이 다친 다음에 사러 가기 힘들고, 그들은 상해 후에 즉시 그들을 돌보는 것이 제일 잘 들을 수 있으므로, 바로 쓸 수 있도록 의약품 상자에 비치해라.

수술과 상처 (Surgeries and Scars)

수술은 약간의 상처 조직을 남기기가 쉬운데, 그것이 통증유발점들을 지속화할 수 있다. 상처 조직은 강력한 교차마찰(cross-friction) 마사지로 어느 정도 파괴될 수가 있다. 교차마찰 테크닉은 당신이 양 엄지로 상처를 가로지르면서 앞 뒤로 반대 방향으로 문지르는 방법이다. 그러나 대부분의 사람들은 그것이 만드는 통증 때문에 자신의 상처를 강력하게 시술하려고 하지 않는다. 당신은 아마도 치료사를 찾아서 도움을 청할 필요가 있을 것이다. 침술은 상처 조직을 치료하고 그 부위의 통증유발점들에서 온 통증을 없애는데 도움이 될 수가 있다. 나는 그냥 한 가지 방법에만 의존하지 말고 교차마찰 마사지와 침술 모두를 사용할 것을 권한다.

척추 배열이상과 다른 척추 문제들
Spinal Misalignments and Other Spinal Problems

척추가 만성적으로 배열이 틀어졌다면, 딱딱함과 통증으로 인하여 근육에 가해진 스트레스가 통증유발점들을 형성하게 할 수가 있는데 특히, 목과 등에 많이 생긴다. 당신이 배운 바와 같이, 그 부위의 통증유발점들의 비활성화는 두통과 TMJ 통증의 감소와 제거에 중요하다. 배열이상은 보통 근육이 딱딱해져서 시작되므로, 골격 조정에 마사지 또는 침술이 함께한 접근법이 아마도 오래가는 완화를 만들어 줄 것이다.

골격 조정은 카이로프랙틱 또는 접골요법 의사에 의해서 시행될 수 있다. 그것들은 첫 치료 시 X-ray를 찍고, 당신의 척추를 평가할 것이다. 전에 X-ray 찍은 것을 갖고 있다면, 그것을 갖고 가라. 그러면 비용도 절감되고, 다시 X-ray를 찍으면서 받아야 될 방사능에 노출될 필요도 없어진다.

탈루되거나(herniated) 부풀어 오른 디스크로 인한 만성 통증 또한 통증유발점들을 형성하게 한다. 탈루되거나 부풀어 오른 디스크는 침술로 매우 성공적으로 치료 (특히, plum blossom 테크닉으로) 될 수가 있는데, 그러나 약간의 완화를 빨리 얻지 못한다면, 당신은 수술을 고려할 수도 있다. 척추 수술은 아주 정교해져서 많은 수술들이 당신이 다음 날 회복되게 해주는 상당히 작은 절차들이다. 협착(stenosis; 중심 척수 또는 신경이 나오는 구멍의 좁아짐)이 있다면, 침술이 통증에는 도움이 되나 협착에는 소용이 없어서, 수술이 최상의 선택이 될 수도 있다. 어떤 수술일지라도 어느 정도의 위험을 갖고 있어서, 수술의사와 이것을 확실히 논의해야 하고 절차를 확실히 이해해야만 한다. 아직도 망설인다면, 다른 외과의사에게 두 번째의 선택을 해라. 디스크 문제와 협착은 MRI에 의해서 확진되어야만 한다. 수술을 했는데도 당신의 통증이 계속된다면, 통증유발점들이 주범일 가능성이 많은데, 그 경우에서 오래가는 완화를 얻기 위하여 그들이 치료될 필요가 있다. 그래도 완화가 없다면, 그 통증은 수술로 인한 상처 조직이 신경 뿌리를 누르기 때문에 생긴 것일 수 있는데, 이것은 의사와 함께 확증할 필요가 있는 것이다.

뼈 돌기(bone spurs)와 좁아진 디스크 간격 또한 만성 통증을 만들어서 통증유발점들을 형성시킨다. 그러나 인구의 무작위 표본에서, 뼈 돌기와 좁아진 디스크 간격이 있는 많은 사람들이 통증이 없이 지내고, 통증이 있는 많은 사람들이 뼈 돌기와 좁아진 디스크 간격을 보이지 않는다는 것을 볼 것이다. 이것들이 당신의 문제를 만든다고 가정하지 말아라, 비록 어떤 치료사가 이 가정을 했다 하더라도.

나는 항상 통증유발점들이 기껏해야 문제의 부분이라는 전제로 시작하며, 문제의 모든 것이 아니더라도, 적절하게 치료한다. 어떤 환자가 상당히 빠르게 완화를 얻지 못한다면, 그 때 나는 무엇인가 다른 것이 있는 것을 알게 된다. 그 때, 나는 그들을 X-ray 또는 MRI로 평가할 수 있는 누구에게 의뢰한다.

결 론 Conclusion

인체 역학에 연관된 지속인자들을 다루기 위해서는, 우선 간단하고 비용이 덜 드는 가구의 변화로 시작해라. 당신이 당신의 몸을 지지하는 법을 알고 긴장을 풀고, 적절한 자세를 배우기 위해서 자신을 재교육을 시작해라. 처음에 당신의 상황과는 불합리하다고 보일 수 있는 어떤 것이 당신의 두통의 강도와 빈도에 있어서 놀랄만한 감소를 만들어 줄 수 있다. 그 다음, 어떤 고친 가구가 충분하지 않다고 밝혀지면, 그 가구를 교환해라. 자가-도움 기법이 효과가 없으면, 어떠한 자가-도움 접근법이 당신에게 가장 중요한 지를 찾는데 도움을 줄 건강관리 전문가와 상의를 하거나, 맞춤형 교정 장치를 맞춰 보아라.

다음 장은 영양과 다른 식이성 지속인자들에 관하여 논의할 것이다.

제 6 장

식 사
Diet

무엇을 먹고 마시는 것이 통증유발점들의 지속화에 크게 관련이 있다. 영양의 개선, 충분한 수분의 섭취 및 어떤 식품과 음료 및 다른 물질들을 피하는 것이 통증유발점 악화를 크게 감소시키고, 그럼으로써 당신의 두통의 강도와 빈도 모두를 감소시킨다.

영양 부족 Nutritional Deficiencies

영양분 섭취가 당신의 두통 증상들을 감소시키는 것을 보기 위하여 그것을 개선하는 것이 쉬우면서도 비교적 비용이 덜 드는 방법이다. Travell과 Simons 박사(1983)는 통증과 통증유발점들의 기능장애로부터 오래가는 효과를 얻기 위하여 그들 환자들의 거의 반이 비타민이 부족해 치료를 요한다는 것을 발견했다. 그들은 그것이 손봐야 될 가장 중요한 지속인자들 중의 하나라고 믿었다. 더 많은 영양부족을 보일수록, 모든 종류의 증상들이 더 많아진다. 혈액 검사 소견이 어떤 주어진 비타민 또는 미네랄 수치에서 정상 범위에는 속하지만 낮은 쪽에 있을 때, 당신은 그것이 조금 더 필요할 수가 있는데, 당신의 인체가 그러한 영양소들의 혈액 수치들이 줄어들기 전에 당신의 조직에서부터 어떤 영양소들을 갖다 쓰기 때문이다.

여러 인자들이 영양 부족을 만들 수가 있는데, 영양분의 불충분한 섭취, 영양분 흡수 장애, 불충분한 영양분 활용, 인체의 증가된 요구, 영양분들의 너무 빠른 배설, 또는 인체 내에서 영양분들의 너무 빠른 파괴들이다.

무엇을 먹을 것인가 (What to Take)

상당히 건강한 식사를 한다 하더라도, 당신은 보충제들이 필요할 수가 있다. 많은 땅들이, 너무 잦은 경작 회전과 화학 비료의 사용으로 농경지의 영양분이 고갈되어 와서, 음식물이 항상 우리가 요구하는 모든 영양분을 제공하지 못한다. 많은 사람들은 적절한 영양을 확보하기 위해서 일부 종류의 종합비타민과 종합 미네랄 보충제를 섭취할 필요가 있는데 특히, 아래에 열거한 고위험군들 중의 하나에 속하는 사람들이다.

의사가 당신의 상태가 보충제의 대량 투여를 보증하지 않는 한 그것을 섭취하지 말아야 하는데, 비타민 A, D, E 및 엽산 같은 어떤 비타민을 너무 많이 먹는 것은 실제로 해롭고, 부족과 유사한 증상들을 만들 수 있다. 당신은 개인에 맞춘 보충 프로그램을 정하기 위해서 치료사와 함께 상의를 해야 한다. 일부 건강관리 전문가들은 어떤 부족을 정하는 검사를 주선해 줄 것이다. 이것은 매우 중요한데 어떤 사람들은 어떤 영양분을 흡수할 수가 없고 그들을 대용량으로 섭취할 필요가 있거나 주사를 맞아야 하기 때문이다. 예를 들어, 어떤 사람들은 비타민 B_{12}를 흡수할 수가 없어서 근육 내의 주사로 충분한 수준을 확보해야 한다.

아래의 항목들은 통증유발점들의 지속화에 가장 관여할 듯한 영양분들을 논의할 것이다. 다른 영양에 대한 관심 또는 여기서 논의한 영양분에 대하여 더 알기를 원한다면, Balch 등이 쓴 영양 치유를 위한 처방(Prescription for Nutritional Healing; James F. Balch, MD 와 Phyllis A. Balch, CNC. 2000)이 훌륭한 자료가 될 것이다. 그것은 비타민, 미네랄, 아미노산, 항산화제 및 효소에 관한 정보를 제공하고 각각을 위한 음식물 출처를 보여 준다. 일반적인 장애에 관한 항목들은 각각의 상태를 치료하는 데에 유용한 보충제들을 열거한다.

자가-도움 기법: 보충제를 섭취해라. 일부 비타민은 적당한 흡수 또는 효율성을 위하여 다른 비타민이 있어야 하기 때문에, 좋은 복합비타민과 복합미네랄 보충제를 먹는 것이 요구된 조합들이 확실히 존재하는 것을 도와 준다. 하나의 복합 비타민 속에 충분한 양의 미네랄이 있는 지를 분명히 하기 위해서 확실하게 레떼르를 살펴보아라; 그렇지 않다면, 당신은 어떤 미네랄을 섭취할 필요도 있다. 이에 더해서, 당신은 아래 열거된 비타민과 미네랄 일부의 부가적 보충제를 섭취할 필요도 있을 것이다. Travell과 Simons 박사(1983)는 통증유발점들을 치료하기 위한 가장 중요한 보충제는 수용성 비타민 C, B_1, B_6, B_{12} 및 엽산과 미네랄인 칼슘, 마그네슘, 철분 및 칼륨이라는 것을 발견했다.

언제 보충제를 먹는가 (When to Take Supplements)

일부 영양분은 흡수되기 위하여 음식에서 발견되는 물질들과 결합할 필요가 있기 때문에, 비타민을 음식물로 섭취해라. 당신이 아프지 않을 때 비타민과 허브를 섭취하는 것이 최상이라는 것을 알 것이다 — 병과 싸우기 위하여 특별히 만들어진 허브는 예외로 한다. 일부 병원체는 어떤 비타민과 허브로 더 강해질 수 있어서 당신은 병에 걸릴 수도 있다. (병에 어떻게 대처하는가의 논의는 7장의 "급성 또는 만성 감염" 항목을 보라.) 일단 모든 증상들이 덜하게 되면, 당신의 정기적 보충 프로그램을 다시 시작해라.

손상된 소화 기능과 영양 흡수 불량 (Impaired Digestive Function and Nutrient Malabsorption)

소화계가 기능을 잘 못한다면, 아마도 충분한 효소나, 혹시 음식물을 적절하게 부술 수 있는 염산을 가지고 있지 않을 것이다. 증상들은 다음의 어느 것을 포함할 수 있다: 가스, 트림, 고장증, 위산 역류, 가슴앓이, 설사, 변비, 가는 변, 변 속에 소화되지 않은 음식 및 과도하게 먹지 않는데도 체중이 느는 것. 소화기능이 안 좋을 때, 소화 효소나 염산을 오랫동안 먹는 것이 좋은 해결책이 아닌데, 왜냐하면 그들이 당신 인체의 자연적인 소화기능을 떠맡을 수 있기 때문이다. 그 대신, 당신의 몸을 회복시켜서 그것의 일을 적절하게 하도록 할 필요가 있다. 자연 요법, 침술사, 또는 허브요법사들이 당신이 소화 문제가 있는 가를 찾는데 도움이 될 것이다. 또한 이러한 전문가들은 당신의 독특한 체질과 어떤 건강 문제들에 기초를 둔 당신의 식사 권고안을 줄 수 있고, 당신의 시스템의 재균형을 위한 허브를 처방할 수 있다.

단식(fasting)이 소화계에 휴식을 주는 방식으로 종종 권해지기는 하지만, 그것은 실제로 소화계에 무리를 준다. 세척하기를 원한다면, 허브와 차전자(psyllium)를 사용해라, 그러나 식사를 중단하지 말아라. 다른 일반적인 오해는 익히지 않은 식품과 정백하지 않은 곡물이 건강에 제일 좋은 먹거리라는 것이다. 대부분의 식품들은, 그들을 요리해서 화학적 파괴 과정을 만들어서 당신의 소화계가 힘든 일을 하지 않게 하는 것이 실제로 더 좋다. 소화 장애가 있다면, 정백하지 않은 곡물 제품보다 흰 쌀과 흰 빵이 소화되기가 더 쉽다. 당신의 소화 기능이 회복됨에 따라, 당신의 치료사는 체질에 맞는 적절한 음식을 권해줄 수 있다.

만성 설사가 있다면, 영양분들이 적절하게 흡수되는데 충분하도록 창자에 머무르지 못할 것이다. 설사의 원인을 찾아서 없앨 필요가 있다. 침술, 허브 및 음식 변화들이 종종 이 문제들을 성공적으로 다루게 한다.

나는 많은 사람들이 너무 많은 허브들, 또는 그들의 건강 상태나 체질에 맞지 않은 허브를 먹어서 그들의 소화계를 망가뜨린 것을 보아왔다. 대부분의 허브는 자격을 갖춘 치료사의 권고로만 섭취해야 한다. 어떤 친구 또는 가족에게 유익한 허브가 당신에게 맞지 않을 수도 있다.

고위험군 (High-Risk Groups)

노인이거나, 임신 또는 수유, 극빈자, 우울, 중병, 또는 알코올 또는 다른 약물의 오용을 하고 있다면, 아마도 영양 부족의 고위험군에 있을 수 있다. 중요한 음식군을 빼고 식사를 하는 경향을 가졌거나 또는 먹는데 장애가 있다면, 역시 영양 부족일 가능성이 크다. 그리고 일반적으로, 우리의 대부분이 균형 잡히거나 영양이 풍부한 식사를 하지 못한다. 가공된 음식을 많이 먹는다면, 그것들은 신선하게 준비된 음식에 비하여 많은 영양분을 포함하지 않고 있다는 것을 알아야 한다.

채식주의자와 영양 Vegetarianism and Nutrition

어떤 채식주의자가 내 사무실에 왔고 나는 그들의 두통이 그들의 고품질 단백질(protein) 부족 식사와 연관이 있을 수 있다고 설명했는데, 내가 보통 듣는 논쟁은 "나는 20년 전부터 채식을 해 왔는데 두통은 딱 10년 전에 시작했어요"이다. 나는 고품질의 단백질의 부족이 점진적인 문제를 일으키고, 일부 증상들이 나타나기까지는 몇 년이 걸린다는 것을 믿는다.

대부분의 사람들은 엄밀한 채식주의자가 아니다. 동물에서 발견되는 B_6 형태는 식물에서 발견되는 주된 형태보다 안정되고 요리나 보존하는 동안에 잘 손상되거나 없어지지 않는다. 이에 더해서, 비타민 B_{12}는 유제품을 포함한 동물성 단백질에서만 발견된다. 양조용 효모는 비타민 B_{12}를 함유한 특별한 기질에서 자라지만, 효모조차 B_{12}를 함유하지 않는다.

자가-도움 기법: 단백질 섭취를 늘려라. 채식주의자라면, 최소한으로 당신은 유기체 알이라도 먹어야만 하는데, 그들이 고품질 단백질의 원천이기 때문이다. 대부분의 채식주의자들은 그들의 식사에서 아미노산(단백질의 성분)의 균형을 최적화하기 위한 식품의 조합이 매우 좋지 않고, 만약 그렇다고 하더라도, 일주일에 한 번 또는 한 달에 2~3번 계란 몇 개 또는 생선 한 조각일지라도, 그들이 고품질 동물 단백질을 그들의 식사에 추가한다면 더 좋아진다는 많은 보고가 있다.

비타민 Vitamins

비타민 C와 비타민 B의 충분한 섭취는 통증유발점들과 두통을 해결하기에 중요하다. 비타민 B 복합체는 함께 먹어야만 하는데, 그들이 인체에서 적절히 흡수되고 사용되기 위하여 서로가 의존하기 때문이다.

비타민 C

비타민 C는 운동 후 아픔을 감소시키고 모세혈관을 강화시킨다; 이러한 미세한 혈관들이 연약할 때, 쉽게 멍이 들 것이다. (힌트: 어떻게 멍이 들었는지 기억이 안난다면, 아마도 너무 쉽게 멍이 들기 때문이다.) 비타민 C는 콜라겐(결체 조직)과 뼈의 형성에 필수적이고, 신경전달물질인 노르에피네프린과 세로토닌의 합성에 요구된다. 그것은 인체의 스트레스에 대한 반응에 필요하고, 면역계 기능에 중요한 역할을 하고, 감염에 기인한 통증유발점들의 자극성을 감소시킨다. 비타민 C는 음식물 알레르기로 인한 설사를 도우나, 너무 많이 섭취하면 물 같은 설사 또는 비특이성 요도염을 일으킨다.

비타민 C 부족의 초기 증상은 허약, 무기력, 성급함, 관절과 근육에 약하게 쑤시는 통증, 쉽게 멍이 드는 것 및 체중이 줄 가능성들을 만든다. 심한 부족(괴혈병)에서는, 잇몸이 붉어지고 부어 오르며 쉽게 피가 나며, 치아가 쉽게 흔들리거나 빠져나간다; 그러나, 이 상태는 미국에서는 드물다. 비타민 C는 흡연가, 음주가, 노인(조직의 비타민 C가 나이가 들면서 줄어듦), 주로 우유를 수유하는 유아(보통 1세부터 6세까지), 만성 설사인 사람, 정신과 환자 및 까다로운 식성들에서 부족하기가 쉽다.

자가-도움 기법: 충분한 비타민 C 섭취. 추천할 식품들은 감귤류와, 신선한 주스, 생 브로콜리, 생 싹눈양배추, 콜라드(케일의 한 변종), 케일, 순무, 구아바, 생 피망, 양배추 및 감자 들이다. 400 mg이 넘는 비타민 C의 하루 섭취량은 인체에서 사용되지 않고, 하루에 1000 mg의 섭취는 신장 문제가 있는 사람에게 신석증을 위험을 증가시킨다고 최근에 알려졌기 때문에 비타민 C의 대용량은 불필요하다. 에스트로겐 또는 구강 피임약을 먹는 여성은 하루에 500 mg이 필요할 수 있다. 비타민 C를 제산제와 함께 먹지 말아라. 비타민 C는 아스코르브산이고 제산제의 목적은 산을 중화시키는 것이므로, 제산제가 비타민 C를 중화시켜서 효과가 없게 만든다.

비타민 B_1

비타민 B_1은 정상적 신경 기능과 근육 세포들 내에서 에너지의 생산에 필수적이다. 통증과 온도에 대한 저하된 민감성과 진동 감지 불능이 비타민 B_1의 부족을 나타낸다. 또한 밤에 장딴지의 경련, 약간의 부종, 변비 및 피로를 겪을 수도 있다. 비타민 B_1은 인체가 적절한 양의 갑상선 호르몬을 생성하는데 필요하다(이 주제를 자세히 보려면 7장의 "장기 기능장애와 질병"을 보아라). 알코올의 오용은 비타민 B_1의 흡수를 줄이며, 그리고 간 질환은 흡수를 더 줄어들게 만든다. 제산제, 홍차 속에 들은 타닌산, 또는 마그네슘 부족 또한 흡수를 막는다. 비타민 B_1이 수용성이기 때문에, 이뇨제 또는 많은 양의 물을 먹으면 그것은 너무 빨리 배설될 것이다. 비타민 B_1은 가공 식품들에 의하여 그리고 100°C를 넘는 온도로 가열하면 파괴된다.

자가-도움 기법: 충분한 비타민 B_1의 섭취. 추천 식품은 살코기, 콩팥, 간, 소고기, 계란, 생선, 콩, 견과류 및 일부 정백하지 않은 곡물(외피와 배가 있는 것)들이다.

비타민 B_2

한 연구는 하루에 비타민 B_2(리보플라민) 400 mg을 섭취하면, 한 두 달 내에 편두통의 빈도와 기간을 줄이는데 도움이 된다는 것을 보여준다(Schoenen, Jacquy, and Lenaerts 1998). 비타민 B_2를 먹는 환자들은 비록 편두통이 생겼을 때, 강도는 실질적으로 감소되지 않았지만, 3개월 후에 37%나 감소된 편두통을 보였다. B_2의 효과는 대략 한 달쯤에 처음 인식되며, 그리고 완전한 이득은 3개월 후에 깨닫게 된다. 연구가들은 비타민 B_2의 결핍이 뇌와 인체의 나머지를 위하여 에너지를 생산하는 세포들의 능력을 손상시키고, 이것이 편두통을 유발한다는 이론을 세웠다.

자가-도움 기법: 충분한 비타민 B_2의 섭취. 추천 식품은 치즈, 계란 노른자, 생선, 콩류, 고기, 우유, 닭고기, 시금치, 정백하지 않은 곡물, 요구르트, 아스파라거스, 아보카도, 브로콜리, 싹눈양배추, 건포도, 켈프, 녹색 잎 채소, 버섯, 당밀 및 견과류 들이다.

비타민 B_6

비타민 B_6(피리독신)는 신경 기능, 에너지 대사, 아미노산 대사 및 통증 감지에 강한 영향을 주는 신경전달물질인 노르에피네프린과 세로토닌의 합성에 중요하다. B_6의 결핍은 빈혈, B_{12}의 감소된 흡수와 저장, 비타민 C의 배설 증가 및 니아신 합성의 차단을 만들고, 호르몬의 불균형을 만들 수 있다. B_6의 결핍은 다른 비타민 B들 중의 하나의 결핍 증상으로 나타날 것인데, 왜냐하면 B_6는 다른 것들 모두가 그들의 기능을 실행하는데 필요되기 때문이다. B_6의 수요는 나이와 높은 비율의 단백질 섭취에 따라 증가한다. 열대성 스프루(구강염과 설사를 일으키는 열대 지방의 병으로 흡수장애 질환)와 알코올 섭취는 인체가 B_6를 받아들이는 것을 방해한다. 경구 피임약의 사용은 당신의 B_6 요구를 증가시키고 손상된 포도당 내성(당뇨전 상태)로 이끈다. 이럴 때 당신이 B_6를 보충하지 않으면 우울로 빠지게 되는데 특히, 이미 우울의 병력을 가졌을 때다. 코르티코스테로이드 사용, 과도한 알코올 소비, 임신과 수유, 결핵약, 요독증 및 갑상선기능항진증 또한 증가된 B_6를 요구한다.

자가-도움 기법: 충분한 비타민 B_6의 섭취. 추천 식품은 간, 콩팥, 닭고기 살, 넙치 살, 참치, 서양호두, 콩가루, 흰 강낭콩, 바나나 및 아보카도들인데, 그러나 기억할 것은 동물 원천에서 발견되는 B_6 형태들이 식물에서 발견되는 주된 형태보다 요리 또는 보존에 더 오래 간다는 것이다. 또한 효소, 살코기, 계란 노른자 및 정백하지 않은 밀에 상당량의 B_6이 들어 있다.

비타민 B_{12}

비타민 B_{12}(시아노코발라민)는 인체가 적혈구와 위장관에서 발견되는 빠르게 나눠지는 세포들의 형성을 위하여, 그리고 어떤 신경 섬유들의 부분들의 형성에 사용되는 지방산의 합성을 위하여 엽산과 함께 섭취해야만 한다. B_{12}는 또한 지방과 탄수화물 모두의 대사에 요구된다. 결핍이 오면 재생불량성 빈혈(근육들과 그들의 통증유발점들을 포함하고, 기능장애의 사이클을 더하고 통증을 증가시키는 등, 당신의 모든 조직들에 쓰일 산소 양을 감소시키는 상태)로 가게 만든다. B_{12}의 결핍은 또한 비특이성 우울(일시적인 것이 아니라, 어떤 특정한 사건에 의한 것이 아닌 우울), 피로, 소음 또는 닿는 것에 과장되게 깜짝 놀라는 것 및 통증유발점들에 증가된 민감성을 일으킬 수 있다. 오랜 기간 동안 비타민 C의 대용량 섭취가 그런 것처럼 여러 약물들이 B_{12}의 흡수를 방해할 수 있다.

자가-도움 기법: 충분한 비타민 B_{12}의 섭취. 동물성 제품과 어떤 특수한 기질에서 자라는 양조용 효모들만이 비타민 B_{12}의 식품 원천이다. 엄격한 채식주의자들은 이 비타민을 보충해야만 한다.

엽 산 (Folate)

엽산(folate ; 합성 형태일 때는 folic acid라고도 알려짐)은 B 복합체의 또 다른 구성원이다. 엽산 결핍은 당신을 쉽게 피로하게 만들거나, 잠을 제대로 못 잠, 또는 겁이 나고 우울하게 만들 수 있다. 또한 그것은 하지불안증후군(restless legs syndrome), 퍼진 근육통, 설사, 또는 사지 감각 상실들을 일으킬 수 있다. 당신은 자주 추위를 느끼고 정상(37°C)보다 약간 낮은 기초 체온을 보인다. 거대적아구성빈혈(megaloblastic anemia ; 적혈구가 정상보다 커진 상태로 대부분 엽산 또는 비타민 B_{12} 결핍 때문에 생긴다)로 가게 될 수 있다.

엽산 부족은 놀랍게도 흔하다. 미국에서, 백인의 최소한 15%가 부족인데, 반면에 아프리카-미국인과 라틴인의 적어도 30%가 결핍을 보인다. 문제의 일부는 식품의 엽산 함유량의 50~95%가 가공하거나 요리할 때 파괴될 수 있어서, 엽산 원천이 풍부한 식사일 지라도, 도움을 받지 못한다는 것이다(Travell and Simons 1999).

엽산은 소화계에서 그것의 활성화 형태로 바뀌나, 이러한 전환은 완두콩, 강낭콩 및 산성 식품들에 의하여 방해를 받기 때문에, 이러한 것들을 엽산 원천과 분리해서 먹어야 한다. 엽산의 고위험군은 나이가 들거나 내장 장애를 가진 사람들, 임신하거나 수유, 또는 정기적으로 마약과 음주를 하는 사람들이다. 어떤 투약은 엽산을 고갈시키는데, 소염제(아스피린 포함), 이뇨제, 에스트로겐(피임약과 에스트로겐을 기초로 한 교체 처치의 형태) 및 항경련제를 포함한다.

자가-도움 기법: 충분한 엽산의 섭취. 추천 식품은 녹색 잎 채소, 양조용 효모, 장기 고기, 과일 및 브로콜리와 아스파라거스 따위를 가볍게 요리한 채소들이다. 비타민 C에서처럼, 엽산 보충제를 제산제와 함께 먹지 말아라. 또한, 충분한 수준의 B_{12}를 섭취해야만 하는데, 엽산을 흡수하기 위해서와 이들 중의 오직 하나만을 보충하는 것은 다른 것의 심각한 결핍을 가릴 수 있기 때문이다.

미네랄 Minerals

칼슘, 마그네슘, 칼륨 및 철분들은 적절한 근육 기능에 요구된다. 철분은 근육섬유들로 산소를 옮기는데 요구된다. 칼슘은 신경말단에서 아세틸콜린을 유리하는데 필수적이고, 칼슘과 마그네슘 모두 근육 섬유들이 수축하기 위하여 필요되며, 결핍은 운동 또는 다른 육체적 활동을 하는 중에 근육 아픔을 일으킨다. 이들 미네랄 중 어떤 것의 결핍은 통증유발점들의 자극 감수성을 증가시킨다. 칼슘, 마그네슘 및 칼륨은 함께 섭취해야만 하는데, 하나의 증가가 다른 것들을 고갈시킬 수 있기 때문이다.

소금은 또 다른 중요한 미네랄이다. 당신의 식사에서 전적으로 그것을 빼놓지 말아라. 특히, 땀을 많이 흘린다면. 어떤 의학적 상태 때문에 당신의 의사가 다르게 지시하지 않은 한 당신의 식사에서 약간의 소금이 꼭 필요하다. 나트륨, 칼슘, 마그네슘, 또는 칼륨은 근육 경련을 일으킬 수 있다.

칼 슘 (Calcium)

튬스(Tums; 칼슘제재의 제산제) 또는 제산제들은 칼슘 보충제들을 대신할 수 없는데 그것들이 칼슘의 흡수에 필요한 위산을 중화하기 때문이다. 제산제를 먹어야만 한다면, 칼슘-마그네슘 보충제를 3~4시간 연관이나 후에 먹어야 당신의 흡수를 최대로 할 수 있다. 비타민 D_3은 칼슘 흡수에 필요하다. 골다공증을 막는데 도움이 되도록 적어도 폐경기 몇 년 전에 칼슘을 먹는 것이 특히 중요하다.

고혈압에 먹는 칼슘 채널 브로커는 혈관의 평활근과 심장 근육의 근형질 세망으로 가는 칼슘의 흡수를 막는다. 이것이 아마도 골격근에도 똑같이 적용되기 때문에, 칼슘 채널 브로커는 통증유발점들을 악화시킬 가능성이 크고, 그것들을 치료하기가 보다 어렵게 만든다. 칼슘 채널 브로커를 먹고 있다면, 의사에게 다른 투약으로의 전환 여부를 물어 보아라. 당신의 고혈압의 내재한 원인을 침술, 식사 조절, 운동 또는 당신의 특별한 환경에 적합한 것이 무엇으로라도 치료하는 것을 고려해라.

자가-도움 기법: 충분한 칼슘의 섭취. 추천하는 식품은 연어, 정어리, 다른 해산물, 녹색 잎 채소, 아몬드, 아스파라거스, 당밀, 양조용 효모, 브로콜리, 양배추, 쥐엄나무, 콜라드 그린, 민들레, 무화과, 개암나무, 케일, 켈프, 겨자, 귀리, 파슬리, 서양자두, 참깨, 두부 및 순무 들이다. 유제품들과 유장(whey) 또한 좋은 원천인데, 그러나 섬유근육통 또는 한의사가 어떤 "습성 체질(damp-type condition)"이라고 진단했다면 그것들을 금해야 한다.

마그네슘 (Magnesium)

건강식을 한다면, 아마도 충분한 마그네슘을 섭취하고 있을 것이다; 어떤 결핍은 아마도 흡수장애, 신장 질환, 또는 수분 또는 전해질 손실에 의한 것이다. 마그네슘은 극심한 육체 운동 후에 고갈되는데, 그러나 적절한 마그네슘의 섭취와 함께한 합리적인 운동량은 세포 대사의 효율성을 증진하고 당신의 심폐 효율을 증진할 것이다. 알코올의 소모, 이뇨제의 사용, 만성 설사 또는 불소 또는 많은 양의 아연과 비타민 D의 소모는 인체의 마그네슘 요구를 증가시킨다.

자가-도움 기법: 충분한 마그네슘의 섭취. 마그네슘은 대부분의 식품들에서 발견되는데 특히, 고기, 생선 및 다른 해산물, 사과, 살구, 아보카도, 바나나, 당밀, 양조용 효모, 현미, 무화과, 마늘, 켈프, 리마콩, 기장, 견과류, 복숭아, 까만눈콩, 참깨, 두부, 녹색 잎 채소, 밀 및 정백하지 않은 곡물 들이다. 유제품들 역시 훌륭한 원천인데, 그러나 섬유근육통 또는 한의사가 어떤 "습성 체질(damp-type condition)"이라고 진단했다면 그것들을 금해야 한다.

칼륨 (포타슘) (Potassium)

지방이 많은 식사, 정제 설탕 및 너무 많은 소금들이 칼륨 결핍을 일으키는데, 설사약과 다른 이뇨제들의 사용도 마찬가지다. 설사 또한 칼륨을 고갈시킬 것이다. 소변을 자주 본다면, 특히 당신의 소변 색이 밝은 황색이 아니며 맑은 경우, 칼륨 섭취를 고려해라. 빈뇨가 칼륨을 고갈시키고, 교대로 칼륨 결핍이 빈뇨를 일으키는데, 확대된 사이클이 일어날 수 있다.

자가-도움 기법: 충분한 칼륨의 섭취. 추천 식품들은 과일 (특히, 바나나와 감귤류), 감자, 녹색 잎 채소, 밀 배아, 강낭콩, 렌즈콩, 견과류, 대추야자 및 서양 자두들이다.

철분 (Iron)

빈혈을 일으키는 철분 결핍은 보통 많은 양의 멘스, 치질, 장내 출혈, 너무 잦은 헌혈, 또는 궤양으로 인한 과도한 출혈에 기인한다. 철분 결핍은 또한 장기간의 질병, 제산제의 장기간 사용, 소화 장애, 커피 또는 홍차의 과도한 소비, 또는 NSAIDS(이부프로펜 따위의 비스테로이드성 소염제)의 만성적 사용에서 기인한다. 철분 결핍의 조기 증상은 피로, 저하된 참을성 및 어느 정도 추운 환경에 노출되었을 때 견디지 못하게 된다. 미국에서 월경하는 여성의 9~11% 사이가 철분 결핍이며, 전세계적 이환율은 15% 정도다 (Simons, Travell, and Simons 1999).

철분 결핍(deficiency)을 겪고 있다고 믿는다면, 의사를 찾아라. 당신은 복합비타민 또는 복합미네랄에 있는 것 이외에 철분 보충제를 먹어서는 절대 안되는데, 철분을 너무 많이 먹는 것과 연관된 건강 위험이 있기 때문이다. 또한, 당신이 감염 또는 암에 걸렸다면 철분 보충제를 먹어서는 안된다. 인체는 박테리아가 그것을 손대지 못하게 하기 위하여 그것을 저장하며, 그리고 암의 경우에서는, 그것은 아마도 어떤 세포들이 암세포를 죽이는 기능을 그것이 억제시킬 수 있기 때문이다.

자가-도움 기법: 충분한 철분의 섭취. 그러나 과하지 않게. 철분은 비타민 C와 함께 최대로 흡수된다. 대부분의 사람들에게, 철분 레벨을 개선하기 위해서는 음식물 원천이 적절하다. 추천하는 식품들은 달걀, 생선, 간, 고기, 닭고기, 녹색 잎 채소, 정백하지 않은 곡물, 아몬드, 아보카도, 사탕무, 당밀, 양조용 효모, 대추야자, 계란 노른자, 켈프, 콩팥 및 리마콩, 렌즈콩, 기장, 파슬리, 복숭아, 배, 서양자두, 호박, 건포도, 참깨 및 콩 들이다. 우유에 들은 칼슘과 다른 유제품들 또는 칼슘 보충제들은 철분의 흡수를 방해할 수 있기 때문에, 철분 보충제를 먹는 다른 시간에 칼슘 보충제를 섭취해야만 한다.

수분 Water

충분한 수분을 섭취하는 것이 중요한데, 탈수(dehydration)가 두통을 일으킬 수 있기 때문이다. 탈수는 특히, 이뇨제를 섭취하거나 많은 커피 또는 이뇨 성분을 가진 다른 음료를 마시는 사람들에게 흔하다. 두통이 생겼을 때 물을 마시는 것이 도움이 되는지 알기 위해서 물 1리터를 마셔보아라.

증류수 또는 빗물을 먹어서는 안되는데, 증류되지 않은 물에서 발견되는 미네랄들이 필요하기 때문이다. 병에 담긴 물을 먹는다면, 물의 출처를 알아야만 하는데 증류수 또는 미네랄이 제거된 물인지를 알기 위해서다. 이러한 산업은 규제를 받고 있지 않아서, 그 회사에 대한 조사를 해 보아야 한다.

자가-도움 기법: 물을 충분히 마셔라. 하루에 물 2리터 정도를 먹어라, 그리고 몸무게가 많이 나가거나 땀을 많이 흘린다면 더 먹어야 한다. 여기에 100파운드(약 50 kg)가 넘는 사람들에게 적용되는 원칙이 있다: 당신의 몸무게를 둘로 나누어라, 그리고 매일 그 온스와 같은 량의 물을 마셔라. 몸무게가 140파운드(약

70 kg)라면, 당신은 70온스(약 2리터)를 마셔야만 한다. 바깥의 온도가 덥다면, 하루에 최소한 1리터를 더 마셔라, 그리고 운동하는 동안과 바로 직후에 여분의 물을 더 마셔라. 그러나, 아무리 좋은 것일지라도 과하면 안된다. 과도한 물을 마신다면, 비타민 B_1(티아민)과 다른 수용성 비타민을 고갈시킬 수 있다. 또한 찬물 보다 실내 온도의 물이 더 좋다; 어떤 찬 것을 마신다면, 당신의 위장이 그것을 데우려고 에너지를 소비해야만 하므로, 소화계에 부담을 준다.

부적절한 식사 Improper Diet

통증유발점들을 악화시키는 음식을 먹는 것은 두통의 대부분 종류에 일반적이며 중요한 지속인자다. 당신의 체질, 건강 상태 및 어떤 음식물 알레르기, 어떤 음식을 피하는 것들이 당신의 통증을 완화하는데 상당한 도움이 된다.

어떠한 특정 항목을 빼는 것이 도움이 되는지를 정하기 위하여, 최소한 두 달 동안 아래에 나열된 식품과 물질들을 피하고, 이와 곁들여서 침술 치료를 받거나, 허브와 다른 보충제를 섭취하는 계획을 세워라. 대부분의 사람들은 음식 또는 다른 물질들을 먹는 것을 단지 짧은 시간 동안만 중단할 것인데, 아마도 오직 한 주일, 그리고 차이를 느끼지 못하면 그러한 물질들을 다시 먹기 시작한다. 또는 식품, 음료, 또는 다른 물질들은 그들에게 너무 중요해서 그 물질들을 포기하는 것보다 차라리 통증 또는 다른 의학적 문제를 갖고야 만다. 오직 짧은 시도 기간 후에 결론을 짓는 것은 그 물질들을 먹는 것을 계속하겠다고 정당화하는 한 방법이다.

피해야 할 식품과 음료 (Foods and Drinks to Avoid)

당신은 선호하는 음식 또는 음료를 포기하기가 쉽지는 않을 것이다. 그러나 당신에게 권하는 것은 이 항목을 잘 읽고 나열된 항목들이 당신의 두통의 뿌리일 수 있다는 것을 생각해라. 그러면 당신의 두통을 없애기 위하여 얼마나 전념해야 하는 지에 관하여 정보에 근거한 결정을 할 수 있을 것이다.

카페인 (Caffeine)

카페인은 두통의 치료에 자주 사용된다. 그러나, 이는 반발(rebound) 두통으로 귀결할 수 있는데, 그 뜻은 한때는 도움이 되지만, 내재한 원인을 지속화시키며 또 다른 두통을 유발할 것이다.

카페인은 근육 섬유들의 끊임없는 수축을 일으키고 (종종 "카페인 강직"; caffeine rigor이라 불린다) 근육 긴장과 통증유발점 과민을 증가시켜서, 통증의 증가로 이끈다. 그것은 과도한 양의 칼슘이 근형질 세망(sarcoplasmic reticulum)에서 부터 유리되게 만들며 근형질 세망에 의한 칼슘 이온의 재결합을 방해한다. Travell과 Simons 박사는 (1983) 하루에 150 mg이 넘는 카페인을 매일 먹으면 (보통 커피로 두 잔이 넘는) 카페인 강직으로 이끈다는 것을 발견했다. 나는 일부 사람들에게서 카페인을 줄여야 한다고 생각한다. 당신의 매일 섭취량을 평가할 때, 차, 소다 및 다른 음료, 그리고 당신이 먹는 약물 속에 들은 어떠한 카페인이라도 확실히 측정해라. 그리고 에스프레소 및 유사한 음료들이 더 많은 농축된 카페인을 갖고 있다는 것을 기억해라.

알코올, 담배 및 대마초 (Alcohol, Tobacco, and Marijuana)

알코올은 통증의 유발원이 되며 또한 혈장과 조직의 엽산 레벨을 감소시킴으로써 통증유발점들을 악화시킨다. 그것은 인체의 비타민 C 요구량을 증가시키는 반면에, 인체가 그것을 흡수하는 능력을 감소시킨다. 담배 또한 비타민 C 요구량을 증가시킨다.

한의학에서는, 카페인과 알코올은 "기를 적체시킨다(qi stagnating)"고 말한다. 기의 고대 개념은 서양의학적인 용어로 쉽게 번역되지 않는다. 기는 14개의 주된 "경락(meridians)"을 통해서 흐르는 에너지이며 인체의 모든 부분으로 가는 관들을 연결한다고 생각된다. 기는 혈액과 림프액을 움직인다. 기의 흐름이 막혔을 때 (적체; stagnation), 통증과 질병이 생긴다. 인체 과정의 오늘날의 이해에 의해서, 일부는 기를 생명체의 생화학적인 과정이라고 생각한다; 전기 자극의 조합, 신경전달물질, 호르몬, 체액 및 우리를 살아있게 하고 생명체로서 있게 하는 세포 대사들이다. 1장에서 읽은 바와 같이, 당신의 체액이 잘 움직이지 않고, 세포 대사가 제대로 작동 안하며 신경전달물질이 정상적으로 작동하지 않을 때 통증유발점들이 생기는데, 그것이 기의 특별한 개념과 기의 적체로 인한 통증을 뒷받침 해준다.

대마초 또한 기를 정체시킨다. 그리고 그것은 그것을 피는 것을 멈춘 3개월 후 까지도 인체에 남아 있는다. 적체는 통증의 한 원인이다; 그러므로 이러한 물질들의 어떠한 것의 사용은 통증 레벨을 증가시킬 것이다.

기타 식품 (Other Foods)

여러 다른 특별한 음식과 음료들이 두통을 악화시키고 지속화할 수 있으므로 피해야만 한다. 이들은 티라민 (tyramine; 아미노산인 티로신의 유도체)을 함유한 식품들이다; 특히, 적포도주, 맥주, 양배추, 오래된 치즈, 캔 또는 훈제 생선, 가지, 감자, 토마토, 무화과, 아보카도, 바나나, 견과류, 땅콩 버터, 감귤류, 양파, 유제품, 효모 및 일부 콩 들이다. 피해야 할 다른 식품들은 쵸코릿, 구운 식품, 질산염 또는 화학조미료(MSG)를 포함한 어떤 것 및 가공하고, 발효하고, 절이고, 마리네이드에 담근 식품들이다.

통증 종류에 따른 피해야 할 식품과 음료
(Foods and Drinks to Avoid Based on Pain Type)

몇몇 종류의 통증은 몇몇 종류의 음식과 음료에 의해서 악화되며 다른 것에 의해서는 도움을 받는다. 한 종류 이상의 통증을 가지고 있을 수 있고, 한 종류의 통증에 좋은 어떤 것이 다른 것에 나쁠 수 있다. 그것이 한 종류의 통증에 문제를 일으킨다면, 그것을 당신의 식단에서 빼야만 하는데, 그것이 다른 종류의 통증에 유익한 것이라고 적혀 있더라도 안된다. 물론, 유용한 음식이라고 적혀있더라도, 당신에게 알레르기를 일으키는 몇몇 음식은 피해야만 한다.

음식에 의해서 기인한 내재하고 있는 상태가 아직 남아 있다면, 아래에 나열한 식품들을 단지 빼는 것만으로 충분하지 않을 것이다. 예를 들어, 섬유근육통을 만들게 하는 식품을 먹고 있었다면, 음식 섭취를 중단했다고 하더라도, 당신은 없애야만 되는 근육 속의 습(dampness)을 아직도 갖고 있다는 말이다 (부록 A의 섬유근육통에 관한 언급을 보아라). 그것은 침술, 허브 및 다른 도움이 되는 식품들로 치료될 수가 있다.

기 적체 (Qi stagnation). 심하고 찌르는 듯한, 스트레스로 악화되고, 활동하면 좋아지는 통증은 커피 및 홍차 (비록 카페인을 제거했더라도), 알코올, 많은 적육(소/양 따위의 살), 방부제, 향료 넣은 식품, 카페인, 설탕, 대마초 및 기름에 튀긴 음식, 기름진 또는 지방질 음식 등에 의하여 악화될 수 있다. 편두통을 가지고 있다면, 이 목록에 특별한 주의를 기울여라. 그리고 이 목록들의 세목들(items)이 전 장에서 논의한 식품 및 음료와 매우 유사하다는 것을 주목해라. 기 적체를 푸는데 도움이 되는 식품들은 사탕무, 밤, 딜(dill) 씨, 생강, 꽃 박하, 샤프란, 심황, 나륵풀, 검은 후춧가루, 골파, 가지, 구경 양배추, 복숭아, 홍화, 월계수 말린 잎, 양배추, 당근, 코코넛 우유, 마늘, 서양부추, 마저럼, 로즈마리 및 봄양파 들이다. 기가 적체된 많은 사람들은 많은 양의 마늘, 고추 및 다른 향료를 넣은 식품들을 먹는 경향이 있는데, 왜냐하면 그것이 그들에게 많은 에너지를 주기 때문이다. 비록 그것이 초기에는 기를 순환시켜도, 이어서 기를 더 적체시켜서, 문제를 악화시킨다.

습(dampness). 쑤시고 습한 날씨에 심해지는 통증은 유제품, 돼지고지 및 다른 기름진 고기, 볶은 땅콩, 농축 주스(특히, 오렌지 및 토마토), 오이, 게, 달걀, 두부, 밀, 빵, 효모, 맥주, 바나나, 설탕 및 감미료, 그리고 포화 지방 들에 의하여 악화될 수 있다. 습과 담을 없애주는데 도움을 주는 식품들은 보리, 옥수수, 레몬, 버섯, 마늘, 셀러리, 양파, 구경 양배추, 대합조개, 상추, 해초, 포도, 자주개자리, 정어리, 배, 자몽, 페퍼민트, 무, 새우, 아몬드 및 호두 등이다. 당신의 머리가 무겁거나 충혈을 수반한 두통이 있다면, 이 음식 목록에 특히 주의를 기울여야 한다.

냉(cold). 찌르는 듯하고 찬 날씨에 심해지는 통증은 찬 음식과 음료에 악화될 것이고, 따듯하게 해주는 식품들에 의해서 도움을 받는다; 생강, 체리, 복숭아, 고구마, 순무, 검은 후춧가루, 코코넛 우유, 구경 양배추, 육두구, 새우, 스피어민트, 고추, 닭고기, 마늘, 양파, 과즙음료, 송어 및 호두 등이다.

열(heat). 몸이 덥고 일분에 80회 보다 빠른 맥박을 가졌고, 혀가 벌겋고, 뜨거운 것을 대거나 더운 날씨에 더 나빠지는 강렬한 통증이 있다면, 그 통증은 다음 식품들에 의해서 나빠지기 쉽다; 향료 넣은 식품, 양파, 검은 후춧가루, 마늘, 고추, 칠리, 할라페뇨, 알코올 및 생강 등이다. 몸을 차게 하는 식품을 먹는 것이 좋다; 아스파라거스, 바나나, 상추, 소금, 밀, 달걀, 자몽, 페퍼민트, 두부, 대합조개, 레몬, 감자 및 수박 등이다.

기 부족(Qi deficiency). 무디고 쑤시며, 활동하면 나빠지고, 쉬면 좋아지는 통증은 다음 식품들에 의해서 악화되기 쉽다; 유제품, 두부, 날 음식 및 덜 요리된 곡물, 단 것, 소화가 잘 안되는 음식 및 차거나 얼은 음식 및 음료들이다. 소화계를 강화시키는데 도움이 되는 식품들; 호박, 흰쌀, 생강, 귀리, 계피, 참마, 양파, 까만 콩, 잣 및 적은 양의 동물 단백질 등이다.

음식 알레르기 Food Allergies

환경 및 음식과 관련한 알레르기에 대한 노출은 인체가 히스타민을 유리하게 만드는데, 그것이 통증유발점들을 지속화시키며 그것들을 치료하기가 어렵게 만든다. 두통이 있는 일부 사람들은 그들이 알레르기에 노출을 최소화시킬 수 있다면 많은 완화를 경험할 것이다. 당신이 외식, 여행, 또는 다른 사람의 집에서 식사를 할 경우에, 알레르기를 일으키는 식품을 피하는 것이 힘들게 된다. 할 수 있다면, 먹을 것을 갖고 다니는 것이 대안이 될 것이다.

자가-도움 기법: 음식 알레르기항원(allergen)의 자기-테스트. 음식물 알레르기를 검사하는 여러 방법들이 있다. 최상의 방법 중의 하나는 식사 배제(elimination diet)인데, 거기서는 당신은 모든 의심 가는 식품을 제외시킨 후, 그 다음 한 번에 하나씩 다시 더하고, 그 다음에 돌아가면서 해 본다. 당신은 이것을 위한 지침을 영양 치유를 위한 처방(Prescription for Nutritional Healing, Balch and Balch 2000)의 "알레르기" 항목에서 찾을 수 있다. 그러나, 대부분의 사람들은 이 접근법을 받아들이려 하지 않는데, 한 달 동안 당신의 식사와 주의 깊게 음식 일지를 적는다는 것이 너무 힘든 일이기 때문이다. 그 대용으로, 영양 치유를 위한 처방은 빠른 검사법을 제공한다. 앉아서 몇 분 동안 긴장을 풀고 난 후, 일분 동안 맥박수를 잰다. 그리고 당신이 검사하려는 음식을 먹는다. 15~20분 가만히 기다린 후 맥박을 다시 잰다. 맥박이 일분에 10회 이상 증가했다면, 이 음식을 당신의 식단에서 한 달 동안 배제하고, 다시 검사해라. 다른 선택은 알레르기를 위한 혈액 검사인데, 치료사가 지시한 검사를 받아라.

결 론 Conclusion

당신의 영양 개선, 식사 변화 및 해로운 식품, 음료 및 흡입 물질을 피하는 것은 시간이 걸리는데, 복합비타민과 복합미네랄 보충제를 섭취하며 충분한 물을 마시면서 시작할 수가 있다. 어떤 음식을 피해야 하는 지를 알게 됨에 따라, 이 장에서 논의한 비타민과 미네랄이 풍부한 음식으로 교체하는 것을 시작해라. 단백질이 풍부한 것을 확실히 먹어라. 낮은 혈당이 두통의 일반적인 유발인자이기 때문에 (다음 장에서 논의), 두통이 시작할 때 간식을 조금 먹도록 해라. 그것이 당신의 증상을 줄여주면, 조금 더 적게, 조금 자주 식사를 해라.

다음 장은 두통을 가장 잘 일으킬만한 남아있는 지속인자들을 다룬다; 정서적 요인들, 수면 문제, 급성 또는 만성 감염, 호르몬 불균형 및 장기 기능장애와 질병들이다.

제 7 장

다른 지속 인자들
Other Perpetuating Factors

통증유발점들을 지속하게 하는 여러 다른 요인들이 당신의 두통과 TMJ 문제에 중요한 역할을 하기 때문이다. 우울과 불안 같은 정서적 요인들, 수면 문제, 급만성 감염, 호르몬 불균형 및 장기 기능 및 질환들이 통증유발점들의 형성과 지속에 모두가 관여될 수 있다. 실험실 검사들이 이 상태의 일부의 진단에 필요하고, 그래서 그러한 요인들이 당신의 두통과 통증유발점들에 연관된 여부를 의사와 함께 상의할 필요가 있을 것이다.

정서적 요인들 Emotional Factors

정서적 요인들이 두통을 일으키고 지속하게 하는데 크게 관여를 한다 — 그리고 다른 많은 건강 상태들 또한 마찬가지다. 질병에서 스트레스와 정서 요인들의 역할을 인지하며 당신이 다른 어떤 요인에게 하는 것처럼 똑같이 그들에 대처하는 것이 중요하다. 그리고 현대 의학이 정서적 요인들의 역할을 인정하고 있는 것이 고무적인 반면에, 사람들이 너무나 자주 의사들에게 "단지 스트레스 때문이라는" 이유로 퇴짜를 맞는다. 진료 약속을 더 이상 해주지 않고 그들의 신체적 증상들은 평가되거나 대처되지 못한다. 이 경우는 통증과 우울하게 되면 특히 더 한다. 통증이 오래되면, 물론 피로를 느끼고, 우울 및 신경질적이 된다. 그 반대도 가능하다: 우울하고, 신경질적이고 오랫동안 피곤하다면, 아마도 통증이 생길 것이다.

우 울 (Depression)

혼자 있고 싶다는 여느 때와 다른 욕구, 취미활동에서 흥미 상실, 일의 성취도의 감소 및 외관과 위생을 소홀히 한다면, 미약한 그리고 잠정적인 상태-의존(situation-dependent) 우울일지 모른다. 우울의 임상적 증상들은 불면, 식욕 상실, 체중 감소, 임포텐스 또는 감소된 리비도, 흐릿한 시야, 슬픈 감정, 자살 또는 죽음의 충동, 집중 불능, 기억력 감퇴, 우유부단, 중얼거림 및 의견에 부정적인 반응들이다. 이들 증상의 일부에는 분명히 다른 이유가 있을 수 있고, 단 하나의 증상이 우울을 나타내는 것은 아니다. 임상적인 우울의 진단을 만드는 것은 증상들의 수와 조합이다. 그러나, 어떤 이유로 자살 또는 자해를 생각한다면, 그것은 즉각적인 도움을 요하는 긴급한 일이다.

우울은 당신의 통증 역치를 낮추고, 당신이 느끼는 통증의 양을 크게 하며, 당신의 통증유발점 처치에 대한 반응에 반대의 영향을 미친다. 상담, 생활 습관 변화 및 투약 등의 우울을 치료하는 접근법이 많다. 항우울제가 급성 증상에 도움이 될 수 있으나, 그들의 대부분이 부작용을 갖고 있다. 이에 더하여, 일부 약물은 증상들을 일으키는 내재한 상태를 악화시킬 수 있어서, 그와 같이 해악한 사이클을 확실히 한다.

불 안 (Anxiety)

극도로 불안하다면, 당신의 근육들이 적어도 일부가 긴장을 하고 있을 가능성이 크며 그 결과로 통증유발점들을 만들기가 쉽다. 당신은 아마도 당신의 턱을 꽉 깨물고, 당신의 혀로 치아나 입 천장을 밀거나, 당신의 어깨를 당신의 목 주위 위로 치켜 올린다 — 이 모든 것들이 두통을 일으키는 통증유발점들의 생성에 특별하게 연루되어 있다. 또한 다른 부위의 긴장은 통증유발점들에 관여하고 간접적으로 두통에 관여한다: 예, 당신이 당신의 앞팔, 복부, 또는 엉덩이 근육들을 긴장시키면, 그 다음으로 당신의 등과 목 근육들이 영향을 받는다.

정서적 요인을 위한 도움 받기 (Get Help for Emotional Factors)

우울하거나 불안하다면, 당신은 통증으로부터 당신의 회복을 앞당기기 위하여 이것에 대처할 필요가 있다. 불행하게도, 심각한 우울, 불안, 만성 피로, 또는 극심한 통증을 겪고 있는 사람들은 그들 자신의 치유에 관여할 에너지를 갖고 있지 않다. 당신은 아마도 건강식을 요리하거나 심지어 침대에서 일어나는 것을 하는 에너지를 불러모으지 못한다. 그리고 걷는 것 같은 당신을 도와서 기분 좋음을 느끼게 하는 바로 그것 같은 가벼운 형태의 운동조차도 가까스로 하기가 힘들 것이다. 당신은 상담원 또는 건강관리 시술자를 찾아갈 약속을 할 시간도 내지 못할 것이다. 이것이 당신을 나타내는 말이라면, 당신은 당신 자신을 잘 돌보기 시작할 수 있는 시점까지 갈 수 있는 무엇이라도 할 필요가 있다. 이것의 뜻은 유사요법 치료를 받고, 침 치료나 상담을 받고, 또는 이 책에 있는 자가-도움 기법을 하는 것이다. 당신은 아마도 잠시 동안 위의 제안들을 사용하기에 충분한 기분을 느낄 때까지는 항우울제 또는 진통제를 먹을 필요가 있다. 이것들 중의 하나를 꼭 시작하는 것이 올바른 방향으로 당신이 출발하는 것을 도울 것이며 당신의 에너지와 시야를 증진시킨다.

내가 동양 의학(Oriental medicine)과 유사요법(homeopathy) 중에서 제일 좋아하는 것들 중의 하나는 두 가지 모두 당신이 신체를 감정에서부터 분리할 수 없다는 것이다. 이러한 치유 시스템들은 진단을 해 나가는데 신체와 감정 증상들을 함께 고려하는 것이다. 침술을 말하자면, 부작용이 없고 반응은 보통 빠르다. 유사요법과 허브 모두에서, 잘못된 처방 또는 용량은 부작용을 가질 수 있는데, 서양 처방 약과 똑같게, 그래서 훈련 받은 전문가와 상담하는 것이 중요하다. 우울 또는 불안 모두를 치료하는 상세한 권고사항은 이 책의 범위 밖에 있으나, 그 주제에 관한 많은 훌륭한 자가-도움 책들을 구할 수 있다. 또한 이 장의 후반에 있는 "장기 기능 이상과 질병"의 갑상선에 관한 항목을 보아라, 왜냐하면 갑상선 문제들은 우울의 진단되지 않은 원인일 수 있다.

자가-도움 기법: 충분한 운동을 해라. 운동은 세로토닌의 수치를 증가시킨다. 신경전달물질인 세로토닌은 정서 조절을 포함한 많은 신체 기능에 중요한 역할을 한다고 믿어진다. 많은 편두통이 부분적으로 세로토닌의 저하에서 일어날 수 있으므로, 정기적인 가볍고 심하지 않은 운동이 아마도 약간의 두통을 막아 줄 것이다. 산책과 심호흡은 긴장과 우울을 완화시키는데 매우 좋다. 특히 야외 산책을 할 수 있다면, 심지어 하루에 십 분간의 산책도 굉장히 유용하다.

수면 문제 Sleep Problems

수면 장애, 수면 방해 및 불충분한 수면 모두가 통증유발점들을 지속화시키며, 통증유발점들 자체와 수면 부족 둘 다 두통에 관여할 수 있다. 이 문제를 푸는 첫 단계는 두통이 시작되기 전에 당신이 수면 문제를 갖고 있는가를 고려하는 것이다. 그렇다면, 그 다음으로 수면 문제에 책임이 있는 내재 요인들이 대처되어야만 한다.

밤에 통증이 당신을 괴롭힌다면, 통증으로 깨었을 때 당신의 통증유발점들을 시술하기 위하여 제Ⅲ부에 기술된 자가-치료를 사용해라. 희망적으로 일단 통증이 약해지면 당신이 잠 들기가 쉽게 해 줄 것이다. 그러나 자가-치료로 공을 사용한다면, 제Ⅲ부에 기술한 곳처럼, 공 위에서 잠에 들지 말아라, 왜냐하면 그것이 순환을 너무 오랫동안 막아서 통증유발점들을 나빠지게 한다.

당신이 잠을 잘 못 자는 것이 너무 덥거나 너무 추워서인지를 확인해라. 운이 좋게도, 이것은 대처하기가 비교적 쉽다. 당신이 잠을 드는데 문제가 있다면, 당신의 식사를 개선하고, 보충제를 먹고, 그리고 충분한 수분을 섭취하도록 해라(너무 많이 마시지는 말아라). 잠 들기 전에 칼슘-마그네슘 보충제를 먹는 것이 특히 좋을 것이다. 시끄러워서 잠을 깬다면, 귀 마개를 해라. 내가 좋아하는 종류는 맥 필로우(Mack's Pillow)사의 부드러운 실리콘 귀마개(earplugs)다. 또한 잠에 다시 들 때까지 심호흡을 해라.

침과 중국 허브도 도움이 될 것인데, 특히 당신의 마음이 들뜨고, 잠을 설자고 자주 깨며, 일찍 잠에서 깨어서 다시 잠에 못들 때, 또는 생생하고 혼란스러운 꿈을 꿀 때, 또는 여성의 경우, 폐경기일 때다. 컴퓨터 사용 또는 저녁에 TV 시청들이 뇌를 과흥분시켜서 잠에 들고 또 편안하게 잠에 드는 것을 힘들게 만든다. 소변을 너무 자주 보아서 잠을 망친다면, 침, 허브 및 칼륨 섭취를 늘려 보도록 해라.

카페인과 알코올은 잠을 방해하거나 선 잠을 자게 한다. 비록 아침에 마신 커피일지라도, 그것이 당신의 밤 시간 수면 패턴을 방해할 수 있다. 카페인을 끊겠다고 한다면, 다양한 금단증상들을 겪을 수 있는데 (두통을 포함해서), 그리고 첫 며칠은 힘들 수가 있다. 당신의 에너지가 안정되기 시작하고 아침에 카페인을 필요로 하지 않고 아침을 잘 보낼 수 있기까지는 약 두 주가 걸린다.

계속적으로 스트레스를 받거나, 쉬는 시간을 갖거나 낮잠을 잠이 없이 당신을 너무 몰아 붙이거나 피곤을 무릅쓴다면, 당신의 부신(adrenal gland)이 과도한 양의 아드레날린을 분비해서, 그것이 잠을 방해할 것이다. 자연요법사는 부신 기능을 위해서 타액 검사를 권유할 수 있다.

밤에 알레르기항원에 노출되지 않도록 확실히 한다. 많은 사람들은 침대나 다른 장소에 기생하는 먼지 진드기에 알레르기를 보인다. 비싸지 않은 해결책은 당신의 베개나 매트리스 위에 부드러운 비닐 커버를 씌우는 것이다. 당신이 오리털 이불이나 베개를 쓴다면, 고전적인 알레르기 증상인 재채기나 가려움이 없더라도, 당신은 털에 알레르기를 보일 수도 있다. 매트리스가 낡았거나, 매트리스나 베개가 당신의 몸에 맞지 않을 것이다. 보다 많은 정보와 추천을 보려면, 5장의 "맞지 않는 가구"를 보아라.

급성 또는 만성 감염 Acute or Chronic Infections

감염은 두통과 TMJ 문제를 일으키는 통증유발점들의 매우 만연한 지속인자들인데, 그러나 그것은 자주 간과된다. 통증 완화를 얻기 위해서는 감염을 없애거나 관리하는 것이 극도로 중요하다.

급성감염 (Acute Infections)

감기 또는 플루 같은 급성 질환의 초기 증상을 피하도록 노력해야 하는데 통증유발점들의 지속화를 피하기 위함이다. 이것은 당신이 섬유근육통, 상악동염, 천식, 또는 재발성 감염일 때 특히 중요한데, 당신의 통증유발점들이 질병에 의해서 활성화될 수 있기 때문이다. 병에 걸린다는 것은 당신의 치료와 치유를 몇 달의 후퇴로 되돌릴 수 있다.

자가-도움 기법: 병에 걸리지 말아라. 생활습관의 변화와 예방 조치를 가지고, 당신의 발병률을 감소시키는 것이 가능하다. 당신이 아프기 시작할 때, 드린국화(echinacea)를 섭취하거나(이것을 포함한 중국 허브 처방약은 Gan Mao Ling 또는 Yin Chiao가 있다), 그리고/또는 적절한 유사요법 약, 예를 들어, 플루 경우에 오실로(Oscillococcinum; 플루 같은 증상에 먹는 약)를 먹는다. 이러한 허브나 약을 가정에 상비해서 질환의 첫 징조를 알아채자마자 먹을 수 있게 해라. 일단 질환의 첫 단계가 지나갔다면, 그러한 허브 또는 약은 당신의 증상의 양상에 따라 달라질 필요가 있는데, 적절한 허브나 약을 결정하기 위하여 시술자와 상담을 할 필요가 있다.

만성 감염 (Chronic Infections)

상악동염, 뿌리가 곪거나 매복된 치아, 요로감염 및 단순 포진(입가에 헌 것, 생식기 헤르페스, 또는 대상포진)같은 만성감염들이 통증유발점들을 지속화시켜서, 두통으로부터, 그리고 전반적인 통증유발점들로부터 오래가는 완화를 얻기 위해서 만성 감염들을 해결하거나 다뤄야 할 필요가 있다. 상악동 감염과 요로감염 둘 다, 항생제가 병원체의 모두를 죽이지 못 할 때가 있어서, 오래 끌고 재발하는 감염으로 이끈다. 그러나, 항생제는 빨리 작용하는 장점이 있어서, 나는 종종 다른 치료들, 예를 들어 침술, 허브 및 유사요법 치료에 항생제를 병행한 것을 추천한다. 가능한 빠르고 완전하게 감염을 물리칠 것이고 만성적인 문제가 되는 것을 막아 준다.

상악동 감염(sinus infections): 상악동 감염에 오래가는 완화를 얻기를 원한다면 어떤 기계적인 수단을 써야 할 필요가 있다. 자연요법 의사들은 작고 팽창할 수 있는 풍선으로 통로를 열어 준다. 폐쇄가 심각할 때는 외과적 시술이 필요할 수도 있다. 많은 사람들은 네티 팟(Neti Pot; 건강 식품 상점에서 살 수 있다)을 써서 따듯한 생리식염수로 상악동을 씻어준다.

사람들은 종종 나에게 "상악동 두통"을 말한다. 당신이 겪은 단 하나의 증상이 당신의 앞이마와/또는 뺨과 코 사이의 통증이라면, 그것은 목빗근(흉쇄유돌근; 12장에서 논의)에서 온 연관통일 가능성이 더 크다. 당신의 통증의 위치와 심각성만 가지고 내재한 두통의 원인을 안다고 단정짓지 말아라(의사 역시 이러한 잘못을 할 수도 있다). 통증유발점들이 통증의 주원인일 수도 있으며 당신이 진단받고 치료해야 할 보다 심각한 내재한 문제를 갖고 있을 수 있다.

헤르페스 발발 (herpes outbreaks): 여러 가지 보충제들, 허브 및 약국에서 판매되는 약들이 재발성 헤르페스 감염에 사용되며, 그리고 일부는 다른 것들 보다 당신에게 잘 들을 것이다. 재발성 발발이 있다면, 알레르기 또는 정서적 스트레스 등의 무엇이 당신의 면역 시스템을 해치는 지 찾아볼 필요가 있다. 때때로 헤르페스 발발은 당신의 신체가 어떤 급성 질환과 싸우고 있다는 첫 번째 징조다. 이것이 바로 위에서 말한 치료법을 취할 신호일 수 있다.

치과 문제 (dental problems): 치아가 감염되었거나 금이 갔다고 의심이 가면, 치과의사를 찾아가 진찰을 받을 필요가 있다.

요로 감염 (urinary tract infections): 이런 감염들은 신속하게 다뤄져야만 한다. 당신은 약국에서 파는 약, 중국 허브, 또는 덩굴월귤(cranberry) 추출액 또는 주스 (단맛을 낸 주스는 안된다)를 사용할 수 있으나, 당신의 증상이 즉시 호전되지 않으면, 의사를 찾을 필요가 있다. 요로감염들은 생명을 위협하는 신장 감염으로 바뀔 수가 있다.

기생충 감염 (Parasitic Infections)

생선 촌충, 지알디아편모충(giardia) 및 이따금 아메바들이 통증유발점들을 가장 잘 지속하게 하는 기생충이다. 촌충과 지알디아편모충은 둘 다 창자막에 상처를 내고, 당신의 영양분 흡수에 장애를 주고, 또한 비타민 B_{12}를 없애버린다. 아메바는 창자에서 인체로 통과하는 독소를 만들 수 있다. 촌충은 날 생선에 존재할 수 있다. 지알디아편모충은 매우 자주 개울물을 처리하지 않고 마시는 것과 연관이 있는데, 그러나 그것은 또한 감염된 사람이 배변 후에 손을 씻지 않아서 전염될 수 있다. 특히 그들이 조리를 하거나, 어떤 다른 손에서 구강으로 접촉에 의해서 만들어진다.

만성적인 설사가 있다면, 기생충 검사를 할 만하다. 그러나, 그러한 검사는 비쌀 수 있고, 그리고 다른 기생충들을 가려내기 위해서 다른 검사들이 요구된다. 싼 대용책은 의심이 가는 기생충을 자몽 씨앗 추출액 또는 할미꽃(pulsatilla; 중국 허브 일종)같은 허브로 치료하고 증상이 개선되는지를 관찰한다. 그러나, 변 속에 피가 섞여 있다면, 의사를 즉각 찾아가서 중대한 상태인지를 알아봐야 한다.

많은 사람들은 항칸디다(anticandida) 식사를 하면 훨씬 기분이 좋다고 말하며, 그리고 어떤 경우에서는 그것은 상당히 건강한 식사법이다. 식사(항칸디다 식사)의 기본은 모든 형태의 당분, 순수 또는 가공 탄수화물, 발효 식품, 효모, 버섯 및 어떤 치즈를 피하는 것이다. 칸디다를 없애기 위한 많은 허브 품목들이 시장에 있는데, 자몽 씨앗 추출액, 오레가노(oregano) 오일, 드린국화, 할미꽃 및 다양한 처방법이 있다. 이들 대부분이 유용한 장내 균주도 죽일 수 있으므로, 치료 후에 좋은 여러 가지 호산성(acidophilus) 보충제를 사용할 필요가 있는데, 당신이 어떤 항생제를 먹은 후에 그래왔듯이 마찬가지다.

호르몬 불균형 Hormonal Imbalances

여성은 남성보다 여러 종류의 두통을 갖기가 쉽다. 또한 여성은 남성보다 통증유발점들이 생기기 쉽고, 특히, 폐경기 여성에게서 더 두드러진다는 것을 알았다. 일부 10대들(남자 여자 모두)은 사춘기를 겪으면서 통증유발점들이 생기는 경향을 갖는 것처럼 보여서, 라이프-사이클에서 호르몬 변화와 통증유발점들 사이에 연관성이 있다고 믿게 되었다. 명백히, 당신은 호르몬 변화가 생기는 것을 막을 수 없으나, 가능한 건강하게 그리고 다른 지속인자들에 확실히 대처함으로써, 그러한 삶의 전환기를 가능한 부드럽게 그리고 통증유발점들의 생성 또는 지속을 최소화하여야 한다.

장기 기능장애와 질병 Organ Dysfunction and Disease

갑상선기능저하(hypothyroidism), 대사저하(hypometabolism) 및 저혈당 같은 장기 기능장애와 질병은 통증유발점들을 만들고 지속하게 한다. 이들은 조절하거나 없애기가 훨씬 까다로운 지속인자들이다. 일부 사람들에게, 이들 상태는 두통과 TMJ 문제들을 일으키거나 기여할 수 있다.

갑상선 (Thyroid)

무증상(subclinical) 갑상선기능저하(대사저하 또는 불완전 갑상선 — thyroid inadequacy — 이라고도 알려짐)와 갑상선기능저하(hypothyroidism) 둘 다 통증유발점들을 일으키고 지속화 시킨다. 저하된 기능의 갑상선을 가진 사람들은 이른 아침에 몸이 뻣뻣하고 그리고 어깨판의 통증과 약함을 겪을 수 있다. 무증상 갑상선기능저하와 갑상선기능저하의 증상 모두가 추위를 못 견디고 (그리고 때로는 더위), 찬 손과 발, 근육 쑤심과 통증 (특히, 춥고 비 오는 날에), 변비, 월경 문제, 체중 증가, 마른 피부, 피로 및 무기력을 포함한다. 근육은 만질 때 조금 딱딱한 느낌이며, 갑상선기능저하의 사람들이 갑상선 보충제를 먹는다 할지라도, 그들이 아직도 통증유발점들이 어느 정도 생기기 쉽다는 것을 알았는데, 아마도 갑상선이 건강할 때 인체가 생성할 수 있는 정확한 양에 맞추기가 어렵기 때문일 것이다.

몇몇 연구에서는 여성의 17%와 남성의 7%가 무증상 갑상선기능저하를 갖고 있다고 보고한다 (Simons, Travell, and Simons 1999). 일반적인 증상들과는 반대로, 무증상 갑상선기능저하를 가진 어떤 사람들은 마르고, 신경질적이며, 활동 과다일 수 있고, 그리고 이 경우에서 시술자는 대사저하의 가능성을 고려하지 못 할 수도 있다.

저하된 갑상선 기능을 가진 사람들은 비타민 B_1(티아민) 수치가 낮을 수도 있다. 갑상선 투약을 시작하기 전에, B_1 보충제를 먹고 당신의 갑상선 호르몬 수치가 정상이 되는지를 보아라. 이미 갑상선 투약과 B_1을 먹기 시작했다면, 갑상선 기능항진증의 증상을 만들 수도 있는데, 그 경우라면 투약량이 조정되어야만 한다. 갑상선 약을 먹기 시작했을 때 B_1이 낮다면, 급성 B_1 부족 증상을 만들 수도 있으며, 그것은 약에 과민성이 있다고 잘못 해석될 수 있다. B_1 부족이 교정된 후, 약을 잘 먹을 수 있을 것이다. 갑상선 호르몬 치료 전과, 받는 동안에 부족을 피하기 위해서 B_1을 보충할 필요가 있다.

인체 전체 칼륨은 갑상선기능저하에서는 낮고 갑상선 기능항진증에서는 높아서, 당신의 칼륨 섭취 또한 조절할 필요가 있다.

흡연은 갑상선 호르몬의 활동에 지장을 주고 어떤 연관된 증상들을 악화시킨다. 여러 약들 또한 갑상선 호르몬 수치에 영향을 주는데, 리튬, 항경련약, 글루코코티코이드 스테로이드 및 요드를 포함한 약들이다. 갑상선기능저하라고 진단을 받았고 다른 약들을 먹고 있다면, 의사 또는 약사와 지금 먹고 있는 약이 문제를 일으킬 수 있는 가의 여부를 상의해야 한다.

자가-도움 기법: 집에서 갑상선 기능을 확인해라. 집에서 갑상선 기능을 확인하는 간단한 테스트는 당신의 기초 체온을 재는 것이다. 걷거나 침대에서 나오기 전에 10분 동안 겨드랑이에 온도계를 끼고 있어라. 남성과 폐경기가 지난 여성의 체온은 36.7° 다. 폐경기 전의 여성은 배란 전에 36.4° 그리고 배란 후에 36.9° 다. 체온이 이보다 낮다면, 의사와 상의해라.

자가-도움 기법: 적합한 테스트를 받아라. 종종, 의사들은 처음에 오직 TSH(갑상선 자극 호르몬; thyroid stimulating hormone) 수치만을 검사한다. 갑상선기능저하가 아니고 무증상 갑상선기능저하라면 그 결과는 정상일 것이다. 방사선면역측정이 두 가지 특정한 갑상선 호르몬인 T3과 T4를 측정하고 당신의 갑상선 기능의 보다 완전한 모습을 보여 준다. 우울하다면, 항우울제를 먹기 전에 당신의 갑상선 수치를 알아보아야 한다. 갑상선 기능장애로 인하여 우울하다면, 그것을 고치면 우울이 해결되기 때문에, 항우울제와 그것의 많은 부작용을 피할 수 있게 해 준다. 일정 기간 항우울제를 투여한 다음에 그들의 갑상선기능저하가 밝혀진 환자(특히 남자들)가 여럿이었다.

저혈당 (Hypoglycemia)

저혈당은 혈액 속의 포도당 수치가 비정상적으로 낮은 것을 말한다. 이것은 당뇨와 매우 자주 연관돼 있으나, 다른 덜 일반적인 가능한 원인들이 있다. 식사가 늦어질 때(공복 저혈당)의 저혈당 반응은 보통 간, 부신, 또는 뇌하수체의 문제를 나타낸다. 식사를 거르거나 늦게 먹는 것은 건강한 사람에게는 저혈당을 일으키지 않는다. 식사 후 저혈당의 발현은 (반응성 저혈당) 탄수화물이 많은 한 끼 식사 후, 2~3시간이 지나서 보통 나타나고, 당신이 스트레스를 많이 받는 상태에서 일어날 가능성이 크다. 가능하다면 당신은 그들의 원인을 찾아서 대처할 필요가 있다.

저혈당이라고 진단받았다면, 아마도 원인과 그리고 그것이 반응성 또는 공복 저혈당인지를 알 수 있다. 알아야 할 중요한 일은 두 종류 모두 통증유발점들을 일으키고 지속화시키고, 그리고 통증유발점들을 치료하기가 더욱 어렵게 만든다는 것이다. 두 종류 모두의 증상들은 발한, 떨림과 진동, 증가된 심박동수 및 불안들이다. 증상이 심해지면, 심각한 저혈당의 증상들은 시력 장애, 초조불안 및 발음과 사고의 손상 들이다. 모든 카페인, 알코올 및 흡연(간접 흡연 조차)을 피해라. 정상적으로, 간은 혈당치가 떨어졌을 때 인체의 저장된 탄수화물을 포도당으로 바꾸고, 이것이 저혈당 반응을 피하거나 늦추는데 도움이 된다. 당신이 알코올, 카페인 섭취 및 흡연 시, 당신의 간은 최우선적으로 당신의 혈류의 독성제거를 고려하며, 그것이 행해질 때까지 혈류 내로 많은 포도당을 보내지 않을 것이고, 그 결과 저혈당 반응이 일어난다.

저혈당 반응에 의한 목빗근의 통증유발점들의 활성화가 현기증과 두통을 일으킬 수 있다.

자가-도움 기법: 적게 자주 먹어라. 저혈당의 증상들은 조금 적게 먹고, 적은 탄수화물, 단백질은 많게, 그리고 약간의 지방을 함유한 보다 잦은 식사에 의해서 완화될 것이다. 저혈당은 두통의 일반적인 유발인자이며, 혈당이 낮아질수록 두통은 점점 심해질 것이다. 그러므로, 적게 먹고 잦은 식사가 비록 당신이 저혈당이 아니더라도, 두통에 도움이 될 것이다. 두통 또는 통증으로 잠이 깨거나 또는 잠자는데 문제가 있다면, 잠자러 가기 전에 스낵을 조금 먹거나 또는 주스를 조금 마신다면 도움이 될 것이다. 또한, 침술도 혈당을 안정화시키는데 아주 성공적이다.

도움이 되는 검사 항목 Helpful Laboratory Tests

실험실 검사는 통증유발점들을 지속시키는데 관여한 전신적 그리고 영양 인자들 일부의 진단을 돕는데 필요할 것이다. 아래의 정보가 이러한 검사를 의사와 상담할 수 있도록 포함된다.

혈액 화학 소견들에서, 증가된 적혈구 침전 비율(sedimentation rate; sed rate)은 만성 박테리아 감염, 다발성근육염(polymyositis), 다발성근육통 류머티즘(polymyalgia rheumatica), 류마티스양 관절염(rheumatoid arthritis), 또는 암을 나타낼 수 있다. 감소된 적혈구 수 또는 낮은 헤모글로빈은 빈혈을 나타낸다. 92 fL(펨토리터; femtoliters)을 넘는 평균혈구양(mean corpuscular volume; MCV)은 엽산 또는 비타민 B_{12}의 부족 가능성을 나타낸다. 호산구증가증(eosinophilia)은 알레르기 또는 창자 기생충 감염을 나타낼 수 있다. 단핵세포(monocytes)의 증가는 갑상선 기능저하, 감염성 단핵세포증가증(mononucleosis) 또는 급성 바이러스 감염을 나타낼 수 있다. 증가된 혈장 콜레스테롤은 저하된 갑상선 기능에 의해 생길 수 있고, 감소된 혈장 콜레스테롤은 엽산 부족을 나타낼 수 있다. 높은 요산 수치는 요산과다증과 통풍일 수도 있다.

철분 부족은 혈장 페리틴 수치를 검사한다. 공복 혈액 검사는 저혈당을 검사하는데 사용되며, 추가적인 포도당 내성 검사 또는 식후 2시간 혈당 검사는 당뇨를 판별하기 위해 사용된다. 감각 신경 전도 속도의 측정은 당뇨성 신경병증(neuropathy)를 진단하는데 도움이 될 것이다. 낮은 혈장 칼슘(total calcium)은 칼슘 부족을 나타내나, 유용한 칼슘의 정확한 판정을 위해서는, 혈장 이온화 칼슘 검사가 시행되어야만 한다. 칼륨 수치는 혈장 칼륨 검사로 알 수가 있다.

혈액 검사(blood tests)는 비타민 B_1, B_6, B_{12}, 엽산 및 비타민 C의 혈장 수치를 측정할 수 있다. 정상 범위의 아래쪽 25%, 또는 정상 범위보다 낮은 어떤 수치라도 통증유발점들을 치료하기 위해서 보충이 도움이 될 것이라는 것을 나타낸다. 기억하라, 비록 비타민과 미네랄의 혈장 수치가 정상이라도, 당신은 아직까지 보충제에 의한 이득을 볼 수가 있는데, 인체가 혈액 속의 수치들이 떨어지는 것을 막기 위해서 조직들의 영양분을 빼앗아갈 수도 있기 때문이다.

갑상선 기능 검사의 논의를 위해서, 위에 나온 "장기 기능장애와 질병"을 보아라. 모발 분석이 미네랄 부족뿐만 아니라, 독성을 지닌 금속의 높은 수치도 찾아낼 수 있다. 자연요법사는 음식물 알레르기를 위해서 혈액 검사를 실행할 수 있다. 대변 샘플은 기생충이 문제인지를 밝혀 줄 것이다.

지속인자들의 증례 연구 Case Studies in Perpetuating Factors

다음의 증례 연구들은 어떻게 지속인자들을 제거하는 것이 두통에서부터 오래가는 완화를 얻는 차이를 만들 수 있다는 것을 보여주는 좋은 예들이다. 이들은 드문 예들이 아니다; 그것들은 예외적인 것이 아닌 법칙을 나타낸다.

레베카 (Rebecca)

무역 박람회에서 만난 한 남자가 그의 부인이 편두통을 앓고 있다고 말했고, 그녀는 나중에 그의 권유에 의해서 나에게 치료를 받으러 왔다. 그녀는 오직 몇 번 왔을 뿐이고, 그 다음에 그녀를 만나지 못했다. 몇 년 후에 나는 그녀 남편의 사업체에서 그를 만났고, '아마도 나를 기억하지 못하시겠지요' 라고 말하며, 그에게 나를 다시 소개했었다. 그는 답했다, "물론 당신을 기억하지요. 당신은 내 아내에게 다른 사람이 전에 주지 못했던 최상의 조언을 했지요." 나는 그 조언이 무엇이냐고 물었고, 그는 답했다, "당신은 아내에게 물을 많이 마시라고 했지요. 그녀가 그렇게 한 이후로, 그녀는 더 이상 편두통이 없었습니다."

낸시 (Nancy)

이전에 다른 데서 살았던 한 환자는 거기에서 살 때, 한 달에 네 번 한쪽에만 편두통이 있었다. 그녀가 나를 보러 왔을 때, 그녀는 한 달에 한 두 번 편두통을 겪었고, 그것은 2시간에서 일주일까지 아무 곳에서나 계속 고통을 받았다. 그녀는 항상 그녀의 월경이 시작 후 6시간 내에 편두통이 시작했고, 여기에 더해서 일부 편두통은 월경 기간 사이에 있었다. 간헐적인 경미한 월경 전 증후군(pre menstrual syndrome; PMS) 말고 그녀의 월경은 정상적이었다. 자신의 편두통은 소음, 밝은 빛 및 햇빛에 더 심해진다고 그녀는 말했다. 그녀는 하루에 오직 물 두잔 정도를 마시며 일반적으로 아침을 거른다고 했다. 그녀는 하루에 커피 한 잔을 마시며 일주일에 1~2번 술을 마신다고 했다. 첫 번째 치료의 끝 무렵에, 물의 섭취를 늘리고, 배가 고프지 않더라도 조금이라도 아침을 먹으라고 권했다. 우리는 커피와 알코올에 대해서도 이야기했는데, 그러나 그녀는 그것들이 그녀에게 유발인자가 된다는 생각을 안했다.

첫 일주일도 안되어, 그녀는 식사를 하지 않았을 때 편두통이 시작한다고 느끼기 시작했었는데, 그러나 조금 먹었을 때 증상이 가라앉았다. 다음 달 동안에, 보통 월경 기간 중에 그리고 스트레스 하에서 겪었었던 편두통이었는데, 그녀의 월경 기간 중에서도 어떤 편두통도 없었다. 치료를 시작한 다음 달 동안, 몇 주에 걸친 계속된 스트레스, 수면 부족 및 약간의 탈수로 인해서, 머리가 상당히 아팠었는데, 그러나 그 시점까지 40일 동안 두통이 없었다.

그녀의 세 째 달과 그 이후의 치료 계획은 월경이 시작되기 전, 주일에 침술 치료를 받는 것이었는데, 그러나 그녀 가족의 사망으로 인해서 내가 그녀를 다시 본 때는 3달이 지나서였다. 그 때에, 휴일과 그녀의 힘들었던 가족 상황에도 불구하고 지난 달 동안에 편두통을 겪지 않았다.

그녀는 오직 드문드문 왔고 간헐적인 편두통이 있었다고 했고, 재정적인 이유로 치료를 곧 그만두었다. 나는 3년 후에 그녀를 다시 보았고, 그녀의 편두통은 아주 많이 없어졌다고 자진해서 말했다. 나는 무엇이 차이를 만들었냐고 물었고, 그녀는 커피와 알코올을 끊었다고 말했다.

이것은 당신이 치료를 줄이거나 너무 빨리 중단을 하면 무슨 일이 생기는지, 그리고 처음에 어떤 것이 당신에게 문제가 되지 않는다고 믿었더라도, 그것이 차이를 만드는 지 결정하기 위하여 몇 주 동안 문제를 일으킬 만한 식품 또는 마실 것을 왜 중단해야 할 필요가 있는 가를 보여주는 좋은 예다.

수잔 (Susan)

그녀가 나를 처음 보러 오기 22년 전에, 수잔은 반복적이고 몸에 힘이 들어가는 일을 하는 동안에 얼굴과 머리에 통증이 생겼다. 통증은 몇 년에 걸쳐서 너무 심해져서 그 시기에는 거의 무능력하게 되었고, 그녀의 인간관계도 안좋게 됐다. 그녀는 멀리 떨어진 곳에 살았고 내 클리닉에 나를 보러 비행기를 타야 했고, 그래서 처음에는 일주일을 머무르면서 4번 치료를 받았다. 첫 치료에서 그녀에게 칼슘과 마그네슘 보충제를 먹고 차를 덜 마시라고 권했다. 나는 그녀의 등세모근, 목빗근 및 얼굴에 온습포를 사용하라고 시켰다. 그녀의 목과 어깨 통증은 첫 치료 후 좋아졌고, 그녀는 근육이 더 이상 뻣뻣한 느낌이 없다고 나에게 말했다.

두 번째 치료 동안에 우리는 그녀의 치아 교합 배열에 관해서 이야기를 나누었고, 그녀의 치아들을 서로가 제대로 닿게 할 수 없다고 말했다. 나는 치과의사를 찾아가 보라고 권했다. 세 번째 치료까지, 그녀는 그녀의 진통제를 거의 줄일 수가 있었고, 그녀는 잠을 잘 잤으며, 그녀의 치아 배열도 좋아졌다. 그녀는 주말까지 그녀의 모든 증상들에 있어서 실질적인 개선을 보였다.

그녀는 그 후 집 근처 치과의사를 찾았는데, 그는 그녀가 상악동염이 있는 것을 진단했고, 그녀에게 항생제를 주었으며, 그녀에게 교합 가드를 맞춰 주었다. 3달 후에 그녀의 증상들이 다시 악화되기 시작해서, 그녀는 이비인후과 전문의를 찾아갔고, 그는 그녀에게 상악동염을 갖고 있지 않고, 아마도 전에도 없었을 것이라고 말했다. 다른 치과의사가 새로운 교합 가드를 맞춰주었다.

증상들이 그녀를 쇠약하게 해서, 그녀는 그녀의 통증유발점들에 보톡스 주사를 맞았지만, 도움이 안됐다. 그녀는 내 클리닉을 6번 방문했고, 한번의 여행에 일회에서 4회까지의 치료를 받았고, 매 번 나는 그녀에게 통증유발점 자가-치료 테크닉을 조금씩 가르쳤다. 그녀는 확고부동하게 나의 제안을 따랐고 자가-도움 기법을 실행했다. 그녀는 그녀의 치아가 아프다고 계속 말을 했는데, 그러나 그녀는 치과의사와 구강외과 전문의 모두를 몇 번 찾아갔으나, 모두가 완화를 주지 못해서, 그녀의 문제가 연관통 때문이라는 가정을 하고 찾아 보았다. 그녀의 입 속과 주위 근육에 통증유발점 치료로 인한 변화로, 그녀는 새로운 교합 가드를 세 번째 맞출 필요가 있었다.

내가 그녀를 치료했던 그 해가 가기 전에, 그녀는 여러 전문의를 찾아갔고 몇 차례 X-ray도 찍었다. 그녀는 통증이 없는 시간이 많았고 증상들이 나타났을 때 종종 자가-도움 기법으로 치료할 수 있었으나, 주기적으로 통증은 가차없이 나타났다. 나는 그녀를 몇 년간 보지 못했고, 그녀의 친구가 나를 보러 왔다. 나는 수잔의 안부를 물었고, 그녀는 그녀가 통증 없이 지내고 있다는 말을 전해 주었다. 또 다른 치과의사가 마침내 그녀의 금이 간 치아를 찾아 내었는데, 그것은 전에 X-ray에도 나타나지 않았고 또 찾지 못했다는 것이었다. 운이 좋게도, 그녀는 끈기를 가지고 진단과 치료를 찾았고, 그것은 "모두가 그녀의 머리 속"에 있다는 것을 확신시켜 주는 사람을 만나지 못했던 것이다.

결 론 Conclusion

지속인자들은 통증유발점들을 유지하며 두통을 일으키는데 중요한 역할을 할 수 있어서 그것들을 없애는 것이 당신에게 어떤 다른 치료 없이 통증에서 완전한 완화를 가져다 줄 수가 있다. 가능한 한도까지 지속인자들을 피하고 해결하는 일을 하지 않는다면, 어떤 형태의 치료를 받더라도 잠정적인 완화 밖에 얻지 못할 것이다.

희망적으로, 지속인자들에 관하여 충분히 배워서 그것들을 해결하는 것을 선택하지 않아도, 어떤 것이 더 가치가 있는 가에 관하여 정보에 근거한 선택을 할 수가 있을 것이다: 만약 당신이 어떤 것을 바꿀 능력이 있을 때, 두통을 없앨 것인지 또는 나쁜 느낌을 만드는 어떤 일을 계속할 것인지. 당신은 다른 것들 보다 몇몇 지속인자들을 보다 잘 조절할 것이다. 예를 들어, 당신이 갑상선기능저하에 걸릴 지, 아닐 지를 조절할 수 없겠지만, 갑상선 호르몬과 적절한 보충제들을 먹을 수 있고 금연할 수 있다. 아마도 두통의 상당

부분 또는 모두를 당신이 조절할 수가 있다. 당신의 삶을 바꾸기 위하여 무엇을 기꺼이 할 것인가?

다음 장에서는 당신 자신의 통증유발점들을 어떻게 돌봐야 하는지, 어떻게 적절한 스트레칭을 하는지, 어떻게 당신을 돌보는지 및 당신 자신이 나쁜 기분을 만들지 않기 위하여 무엇을 피해야 하는지를 가르쳐 줄 것이다.

제 Ⅲ 부

통증유발점 자가-도움 기법

TRIGGER POINT SELF-HELP TECHNIQUES

제 Ⅲ 부에서는, 자가-도움 기법으로 통증유발점을 완화하는 법을 배우게 될 것이다. 8장은 통증유발점 자가-치료를 어떻게 하고 무엇을 하지 말아야 하는지를, 또 스트레칭과 컨디셔닝을 위해서 무엇을 하고 하지 말아야 할 지에 관한 전반적인 가이드라인을 보여준다. 9장은 어떤 근육들이 당신의 두통을 일으키는지 당신이 찾아내는데 도움을 준다. 남은 장들의 각각은 한 근육 또는 근육들의 여럿이 두통에 관여할 수 있는 지를 다룬다.

근육을 다룬 장에서, 당신이 근육에서 통증유발점이 가장 있음직한 곳을 찾는데 도움을 주고, 근육이 어떤 모양을 하고 있는지 도움이 될 해부학적 그림을 보여 준다. 나열된 증상, 통증 연관 양상을 보여주는 사진들 및 통증유발점의 일반적인 원인들과 지속인자들의 목록은 당신이 어떤 하나의 근육이 당신의 통증을 일으킬 수 있는가를 정하는데 도움이 될 것이다. 그 다음으로 오는 것은 그러한 원인을 다루는데 도움이 될 힌트이다. 사진과 교습이 통증유발점의 자가-치료에 안내 역할을 한다. 또한 근육을 다룬 장의 대부분은 스트레칭과 근육에 맞는 적절한 컨디셔닝 운동법을 포함한다. 각각의 근육을 다룬 장은 관여될 수 있는 다른 근육을 확인하도록 안내를 할 것이다.

제 8 장

자가-도움 테크닉을 위한 전반적인 안내
General Guidelines for Self-Help Techniques

이 장에서는, 통증유발점에 어떻게 압력을 적절하게 주는 지와 어떻게 근육을 적절하게 스트레칭과 컨디셔닝을 하는 지를 배우게 될 것이다. 또한, 통증유발점의 재활성화를 막기 위해서 당신의 근육을 돌보는 전반적인 가이드라인을 보여줄 것이다.

자가-치료 동안 압력을 가하는 전반적인 안내
General Guidelines for Applying Pressure During Self-Treatments

당신 자신의 통증유발점에 압력을 가하는 것은 일반적으로 쉽고 첫 몇 주 안에 당신에게 커다란 완화를 줄 수가 있으나, 당신은 테크닉을 적절하게 시행해야만 한다. 당신은 날이 감에 따라 점차적인 진전을 기대할 수 있다. 치료의 초기 단계에서 다음의 가이드라인을 자주 복습하고, 그 다음으로 당신이 테크닉을 적절하게 시행하고 있는 지를 주기적으로 살펴 보아라.

자가-치료를 하면 안되는 곳 (How Not to Perform Self-Treatments)

다음은 가장 중요한 가이드라인이다: 과도하게 하지 말아라. 많은 사람들은 어떤 자가-치료가 좋다고 느껴지면, 그것을 세게, 오래하는 것이 좋을 것이라고 생각한다. 그러나 실제로는 당신 자신의 치료를 너무 오래하거나, 틀린 방법으로 해서 나쁘게 만들 수 있다.

정맥류, 개방된 상처, 감염 부위, 이탈되거나 불거져 나온 디스크, 정맥염 또는 혈전정맥염에 영향 받는 부위 또는 혈전이 있는 곳 또는 있을 만한 곳 위에 압력을 가하지 말아라. 임신했다면, 다리에 압력을 가하지 말아라.

만약 당신의 증상이 심해지거나, 하루 이상의 치료에서 아픔을 느낄 때, 증상이 개선될 때까지 몇 일 동안 자가-치료를 중단해라. 그리고 치료를 다시 하는데, 보다 부드럽게, 자주 하지 말면서 나빠지거나 아파지는 느낌이 없이 견딜 수가 있는지를 보아라. 너무 센 압력을 주거나, 통증유발점을 너무 오래 치료할 수도 있다. 이런 경우라면 이 가이드라인을 숙지해야 한다. 치료사를 찾아 간다면, 그들은 당신이 자가-치료를 하는 데에 문제가 없는지를 찾는데 도움이 될 수가 있다. 그리고 치료사의 시술을 받고 아픔을 느낀다면, 이 상황을 그들에게 꼭 말해 주어야 한다.

통증유발점 시술은 어떻게 하는가? (How to Work on Trigger Points)

통증유발점을 치료하는데 가장 중요한 테크닉은, 지속 인자들을 없애는 것을 제외했을 때, 압력을 가하는 것이다. 테니스 공, 라켓공, 골프 공, 개(dog) 장난감, 또는 야구공 또는 특정 근육에 쓰라고 지시되어 있을 때, 당신의 팔꿈치 또는 손을 사용한다. 공으로 시술할 때, 압력을 가하기 위해서 오직 당신의 체중만을 사용해라. 공에 대고 능동적으로 등 또는 다른 신체 부위를 누르지 말아라. 당신이 시술하는 근육은 가능한 수동적이어야만 한다. 당신의 등을 할 때에는 한 번에 오직 한 개의 공을 사용해라, 양 쪽에 하나씩을 놓지 말아라. 직장에서 일을 하는 동안에 근육을 돌 볼 필요가 있을 때, 백노버(Backnobber; Pressure Positive Company에서 살 수가 있다 — 책 뒤에 나온 자원을 참조)를 권한다.

최소한 8초간(이것보다 적으면 통증유발점을 활성화시킬 수 있다), 최대한 1분(너무 오랫동안 순환을 막는 것을 피하기 위하여 — 이것은 통증유발점을 악화시킬 수가 있다) 압력을 가한다. 당신은 시간을 셀 수가 있는데, "하나 둘 하나, 하나 둘 둘, 하나 둘 셋" 등을 말한다. 처음에는 당신이 올바른 속도로 시간을 세고 있는 지 확실히 하기 위하여 시간을 잰다. 8초까지 서둘러 빨리 세면 안된다.

압력은 편안하지 않으며 약간 아플 수 있다. 그러나 몸을 긴장시키거나 숨을 멈출 정도로 아파서는 절대 안된다. 당신이 공을 사용할 때, 그리고 치료가 너무 아프다면, 침대 같은 부드러운 표면 위로 옮겨 가서 하거나 베개나 담요 등을 깔고 한다. 작거나 부드러운 공을 대체해 써 본다. 포도주 마개 따개 등으로 테니스 공에 구멍을 내서 부드럽게 만들 수 있다. 치료하는 것이 하나도 안 아프다면, 압통점들을 살펴 보거나, 좀 딱딱한 표면으로 옮겨 본다. 치료로 공을 사용할 때 통증유발점이 너무 아파서 전혀 누워있지 못하게 되면, 긴 양말에다 공을 넣고 벽에 기대서 한다. 그러나, 공에 누울 수 없을 때에만 이것을 하라고 추천하는데, 벽에 기댄다는 것은 시술하려고 하는 바로 그 근육만을 이용하기 때문이다. 여러 부위의 압통에 따라서 시술하는 표면을 달리 할 수가 있다. 시간이 감에 따라, 민감도가 감소하며 깊은 근육층을 시술할 수 있게 되는데, 그 때에는 좀 더 딱딱한 공을 쓰거나, 크기를 바꾸거나, 딱딱한 표면으로 옮겨 간다. 어느 것이 당신에게 효과적인지 실험해 보아라.

시간이 한정되어 있다면, 여러 부위를 바쁘게 돌아다니지 말고 한 부위를 완전히 치료해라. 서두른다면, 통증유발점을 불활성화시키기 보다 그들을 더 악화시킬 가능성이 많다.

자가-치료로 공을 사용할 때, 공 위에서 잠이 드는 것을 조심해야 하는데, 그렇게 하면 순환을 너무 오래 차단시켜서 통증유발점을 악화시킨다. 당신이 피곤하고 아플 때 그리고 갑자기 통증이 줄어들거나 없어진다면, 공 위에서 잠 들기가 쉽다. 그러므로 그렇게 할 자신이 들지 않는다면 침대에서는 이 테크닉을 쓰지 말아라.

어디에서 통증유발점을 찾는가? (Where to Find Trigger Points)

전체 근육에서 압통점들을 찾는데 특히, 제일 아픈 점들을 찾고, 가능한 모든 통증유발점을 확실히 찾아라. 다음 장에 있는 그림과 사진을 보고 전체 근육을 확실히 찾고 가장 아픈 점에만 초점을 맞추지 말아라. 많은 경우에서 건 부착(tendon attachment)은 딱딱한 근육이 그것을 당기기 때문에 아플 것인데, 그러나 당신의 근육의 전체 복부(belly)를 시술하지 않는다면, 그것은 건을 당기는 것을 계속하게 된다.

당신이 몸의 한 쪽에서 통증유발점을 찾는다면, 다른 쪽의 같은 근육도 확실하게 시술해야 하는데, 그러나 통증을 야기한 편에 좀 더 시간을 써라. 몸 한 쪽의 최근 손상을 제외하고, 그것이 아직까지 증상을 만들기 시작하지 않았지만, 반대편의 같은 근육도 거의 항상 압력에 아프다. 등 근육 경우는, 한쪽 편만 풀고 다른 쪽은 풀지 않았을 때, 새로운 문제로 끌고 갈 수 있다. 그리고 때때로 반대편의 근육들이 실제로 증상을 일으키므로, 항상 양쪽 편을 시술할 가치가 있다.

연관되는 방향으로 시술해라. 예를 들어, 당신의 목빗근(흉쇄유돌근)이 당신의 얼굴 근육으로 통증을 연관한다면, 목빗근을 먼저 시술하고 그 다음에 얼굴 부위를 한다.

10장에서 18장까지 타당한 근육들을 시술할 때, "참고 근육들 (Also See)" 아래에 나열된 다른 근육들도 확실하게 체크해야 하는데, 한 근육의 통증유발점들이 다른 근육들의 통증유발점들을 활성화 시키기 때문이다. 예를 들어, 이마근(전두근; 얼굴과 두개 근육들의 하나)의 통증유발점들을 효과적으로 치료했으나, 그것들이 곧 재발했다면, 당신은 목빗근을 체크할 필요가 있는데, 왜냐하면 그것이 통증을 이마근으로 연관하며 거기에서 통증유발점들을 재활성화시킬 수 있기 때문이다.

몇몇 통증유발점에 압력을 가하면, 연관통 양상을 재현할 수 있는데, 그러나 이것은 항상 일어나지는 않는다. 몇몇 특정 근육이 관여되지 않았을까 의심이 들 때에는, 우선 그것을 시술한 후 그것이 당신의 두통과 다른 증상들을 줄게 하는 지를 보아라.

자가-치료의 빈도 (Frequency of Self-Treatments)

대부분의 사람들은 처음에 하루에 한 번 그들의 근육을 시술해야만 한다. 당신이 시술하는 것을 기억할 만한 시간을 정하고 — 아마도 아침에 일어났을 때, TV를 볼 때, 또는 자려고 할 때 — 그리고 손이 가는 가까이에 공들을 놓아두어라(공 위에서 잠들지 않도록 주의해야 한다). 자가-치료 또는 당신의 파트너의 치료가 당신을 아프게 한다면, 하루 건너 하라. 당신이 치료사를 보러 갈 때에는, 치료 약속이 있는 날에 자가-치료를 하지 말아라.

몇 주 후에, 더 아프게 되지 않았다면 하루에 두 번으로 자가-치료 회수를 늘릴 수 있다. 몇몇 특정 활동이 당신의 통증유발점들을 악화시키는 것처럼 느낀다면, 그 활동 전후에 자가-치료를 하도록 해라. 당신이 점점 아파지거나, 증상들이 심해진다면, 빈도를 줄여라.

여행을 갈 때 공을 챙겨라. 여행이 종종 통증유발점들을 악화시키기 때문이다. 아마도 일을 할 때에도 공 또는 S자형 등통증완화기구(backnobber) 갖기를 원할 수도 있다.

근육이 더 이상 아프지 않을 때까지 시술하는데, 활발한 증상들이 사라졌을 때에도 해야 한다. 단지 몇몇 통증유발점이 통증을 연관하지 않는다는 것이 통증유발점이 사라진 것을 뜻하는 것이 아니다. 아마도 막 잠복했을 가능성이 있는데, 그 경우에서는 재활성화 되기가 쉽다. 당신의 통증유발점들을 치료하지 않거나 너무 빨리 치료를 중단했을 때, 당신의 신경 시스템의 변화들이 오래되거나 영구적일 것이고, 통증은 보다 쉽게 재발된다. 당신의 증상들이 없어짐에 따라, 치료에 신경을 덜 쓸 것이며 심지어 그것을 하는 것을 잊기도 한다. 이렇게 되지 않도록 노력을 해라. 그러나 증상들이 되돌아 왔으면, 당신이 무엇을 해야 할지 안다는 것이 중요한 일이다.

스트레칭과 컨디셔닝을 위한 전반적인 가이드라인
General Guidelines for Stretches and Conditioning

스트레칭(stretching)과 컨디셔닝(conditioning) 운동법을 구분하는 것이 매우 중요하다. 스트레칭은 부드럽게 근육 섬유를 늘리는 것인 반면에, 컨디셔닝 운동법은 근육을 강화시키려고 노력하는 것이다. Travell과 Simons 박사(1983)는 활동성 통증유발점들은 스트레칭에서 이득을 보며 보통 컨디셔닝 운동법으로는 악화된다는 것을 발견했다.

사람들은 자주 물리치료와 통증유발점 치료를 동시에 시작하는데, 그러나 이것은 비생산적인데, 물리치료사가 통증유발점들을 잘 알고 있지 않을 때, 보통의 물리치료가 컨디셔닝 운동법에 주로 의존하고 있기 때문이다. 내 경험으로는, 두 가지가 동시에 시행되었을 때, 그 사람의 컨디션이 반 이상의 시간이 개선되지 않았거나, 실제로는 더 나빠진다. 통증유발점들이 덜 자극적일 때까지 그들의 컨디셔닝 운동법을 중단하라고 요청하는 어색한 위치에 있는 내 자신을 자주 본다. 보통 통증유발점 치료와 자가-도움 시술을 한 약 2주 후에 컨디셔닝 운동법을 시작할 수 있으나, 통증유발점들이 아직도 자극이 된다면, 증상이 개선될 때까지 기다릴 필요가 있다. 반면에, 이 책 속의 스트레칭 운동법을 배워라. 가이드라인을 따르는 한, 치료사의 처방을 받을 필요가 없다.

또한 당신이 하고 있는 모든 활동, 운동 및 스트레칭을 당신의 치료사에게 확실히 말해야 하는데, 이들 중의 어떤 것이 통증유발점들을 악화시키는데 관여할 수 있기 때문이다. 나는 여기에서 컨디셔닝 운동법의 가이드라인을 심도 있게 다루지는 않겠는데, 그것들은 치료자들에 의해서만 처방되어야 하는데, 그것들은 또한 안전하고 효과적으로 시행하는 가르침을 당신에게 줄 수가 있다.

스트레칭과 컨디셔닝을 할 때 피해야 할 사항들
(Things to Avoid When Stretching and Conditioning)

근육이 피곤하거나 추울 때 스트레칭을 하지 말고 스트레칭 하면서 뛰지 말아라. 친구들은 그들에게 맞는 컨디셔닝 운동법을 추천할 수도 있으나, 당신은 다른 증상을 가진 다른 사람이므로, 당신은 그들에게 처방된 컨디셔닝 처방을 하면 절대 안되며, 마치 당신이 그들이 처방 받은 약을 먹지 않는 것과 똑같다. 컨디셔닝 운동법 또는 스트레칭이 증상을 악화시킨다면, 그것을 중단해라. 무엇이 문제이며 어떻게 해야 제대로 되는지 치료사와 상담하라.

언제 어떻게 스트레칭과 컨디셔닝을 하는가?
(When and How to Do Stretches and Conditioning)

당신의 통증유발점들을 치료한 후에 당신은 스트레칭을 해라. 당신이 오로지 하나만을 할 시간이 있을 때에는, 자가-치료를 하고 스트레칭은 건너 뛰어라. 통증유발점 불활성화에 이어진 스트레칭은 통증유발점 불활성화만을 했을 때보다 더 효과적인데, 그러나 미리 불활성화를 하지 않은 스트레칭은 통증유발점 민감성을 실제로 증가시킬 수 있다(Edwards and Knowles 2003).

스트레칭을 천천히 해라. 그리고 오직 부드러운 스트레칭까지만 한다. 힘을 주면 안된다. 스트레칭을 너무 세게 또는 너무 빨리 한다면, 통증유발점들을 악화시킬 수 있다. 각각의 스트레칭을 30～60초간 유지해

라. 30초 이후는 이득이 별로 없으나, 조금 오래 스트레칭을 한다고 당신을 다치게 하지는 않는다. 이완과 호흡 뒤에 스트레칭을 반복할 수도 있다. 반복적인 운동의 어떤 형태라도, 각각의 운동 반복 사이에 숨을 쉬고 휴식을 해라.

스트레칭 또는 컨디셔닝 운동법이 하루가 더 가게 아프게 만들면, 아픔이 없어진 후에 다시 시도하며 반복 횟수를 줄여라. 운동 또는 스트레칭 후 이틀까지 아프다면, 당신은 아마도 그것을 잘못했거나, 맞지 않는 스트레칭이므로 하지 말거나 변화가 필요하다(Travell and Simons 1983).

근육 관리의 전반적인 가이드라인 General Guidelines for Muscle Care

통증유발점들의 비활성화와 스트레칭에 더해서, 당신 근육들을 잘 돌볼 필요가 있다. 이것이 오래된 통증유발점들의 재활성화와 새로운 것들의 성장을 막는데 도움이 될 것이다.

근육 인지 (Muscle Awareness)

치료를 받고 난 후, 정상적인 방식으로 근육을 부드럽게 쓰면서, 최대 작동 범위로 움직여 본다, 그러나 최소한 하루 또는 통증유발점들이 그렇게 쉽게 악화되지 않을 때까지, 어떤 것이더라도 가능한 길게, 힘든 활동을 피한다. 천천히 하며 자신에게 부드러워야 한다.

휴식하고 어떤 주어진 활동에서 쉬는 것을 자주 만들고, 한 자세로 너무 오래 앉아있지 말아라. 당신의 근육이 오랫동안 수축된 채로 있는 것을 피하는 법을 배워야 하는데, 그렇지 않으면 근육을 긴장하거나 참고 견디는 방식으로 사용하게 만든다. 혈류를 증가시키고 산소와 영양분을 근육으로 보내려면, 근육은 교대로 수축과 이완을 할 필요가 있는데, 거기에서 정상적이고 상당히 잦은 움직임이 만들어진다. 당신이 긴장을 하고 있는 곳을 알고, 그 부위를 이완시키는 연습을 해라. 찬 공기를 피해라.

무릎을 굽히고, 등을 곧게 펴고, 물건을 가슴 가까이 해서 들어 올려라. 너무 무거운 것을 들어 올리지 말아라 — 도움을 청해라. 근육에 최대 하중을 주지 말아라. 이렇게 한다면, 당신의 근육은 긴장되기가 너무나 쉽다.

운동 프로그램 (Exercise Programs)

어떤 종류의 운동을 하기 전에, 적절히 준비운동을 해라. 딱딱하고 찬 근육들은 보다 다치기가 쉽다. 늘 그렇지만, 어떤 운동을 할 때에도. 어떤 의학적 컨디션을 악화시키는 자세나 활동을 피해라. 수영은 일반적으로 좋은 운동이고, 수영은 런닝보다 몸에 더 쉬운데, 그러나 두 경우 모두 당신의 등세모근(승모근)과 목 근육들을 당기는 것을 피하도록 주의해야만 한다. 당신을 보다 허리를 똑바로 펴서 앉을 수 있는 자전거, 기대거나 움직이지 않는 자전거가 당신을 자전거 핸들 위로 기대게 만드는 자전거보다 훨씬 좋다.

운동 프로그램을 시작할 때, 당신이 할 수 있는 능력을 과소평가하며, 그리고 지나치게 주의를 해라. 많은 사람들은 "아픔이 없으면 득도 없다"라는 격언을 믿고 통증을 상대하는 것이 그들을 더 강하게 만든다고 믿는다. 그러나 이것은 오직 현재의 문제를 더 악화시키고 치료를 더 어렵게 만든다. 운동은 편안해야만 한다. 런닝 대신 걷기를 해라. 또는 중량을 들 때, 반복하는 사이에 휴식해라. 그리고 너무 무겁지 않은 중량을 택해라. 당신이 무엇을 하는데 무리하는 경향이 있으면, 당신의 활동에서 물러설 필요가 있고, 치료사의 안내에 따라서 나중에 천천히 더하도록 한다. 너무 이른 활동의 복귀 또는 활동을 과도하게 하는 것은 당신의 발전을 빠르게 무너뜨린다.

점진적으로 운동의 기간, 비율 및 노력을 조금씩 증가시킴은 아픔을 만들거나 통증유발점의 활성화를 만들지 않는다. 약하거나 중등도의 에어로빅 운동은 전반적인 건강에 좋고 근육 문제의 재발을 막는데 좋다. 또한 스트레스를 낮추는데 최상이다. 정기적으로 운동을 하는 사람들은 어쩌다가 하거나, 무리하게 하는 사람보다 통증유발점을 덜 만들 수가 있다. 그것을 적당하게 해라.

결 론 Conclusion

이 장에서는, 통증유발점 자가-치료의 기본을 배웠고, 또한 자가-치료를 할 때 무엇을 피해야 하는 지도 배웠다. 또한 당신은 스트레칭을 어떻게 하고, 통증유발점의 재활성화와 새로운 통증유발점의 형성을 막기 위하여 근육을 어떻게 돌봐야 되는가를 배웠다. 기억할 가장 중요한 일은 '무엇을 하지 말아야 한다' 이다: 통증유발점 치료, 스트레칭, 컨디셔닝 및 운동 프로그램을 과도하게 하지 말아라. 치료의 초기 단계에서 이 장의 가이드라인을 자주 복습하며, 주기적으로 그들을 복습해서 테크닉을 적절하게 실행하고 있다는 확신을 가져라.

다음 장에서는 어떤 근육이 당신의 두통과 다른 증상들을 일으키는지, 당신이 찾는데 도움을 줄 것이다. 또한 당신의 증상들을 기록하며 당신의 진전을 추적하는 것에 관한 안내를 제공할 것이다.

제 9 장

통증을 일으키는 근육들
Which Muscles Are Causing the Pain?

어떤 근육을 먼저 손봐야 하는 것을 정하려면, 74페이지의 머리 통증 지도(Head Pain Map)를 보고, 그 다음 각 장의 연관통 양상의 사진을 보며 당신의 통증 양상과 가장 가깝게 닮은 것을 찾도록 해 본다. 각 근육의 증상들의 목록을 읽어 보아라. 눈에 익숙하고 당신의 증상과 유사한 것처럼 보이는 연관 양상을 가진 근육을 우선적으로 시술하기를 원할 것이다. 궁극적으로, 근육에 관한 장 모두를 주의 깊게 읽어야만 하는데, 다른, 덜 불명확한 통증유발점들 또한 당신의 통증에 영향을 주기 때문이다.

머리 통증 지도 Head Pain Map

방금 말했듯이, 74페이지의 머리통증 지도는 두통에 어떤 통증유발점들이 관여했는 지를 결정하는 출발점이다. 당신이 통증을 느끼는 부위를 찾고, 그 다음 어떤 근육들이 당신에게 영향을 주는 통증유발점들을 포함하고 있는 가를 정하기 위하여 나열된 각각의 장을 조회해라. 하나 이상의 근육의 통증유발점들이 당신의 통증을 일으킬 수도 있기 때문에, 당신이 처음에 어떤 근육이 통증을 일으키는 통증유발점들을 포함하고 있는지 알지 못한다면, 어떤 특정 부위의 통증에 나열된 모든 근육들을 시술할 필요가 있을 지도 모른다. 머리 통증 지도에서, 각 연관된 근육들은 그 부위로 연관통을 제일 많이 보내는 것부터 제일 적게 보내는 순서로 나열했는데, 그러나 그것이 당신과 맞지 않을 수도 있으므로, 우선 순위가 당신에게 진실이라고 여기기 전에 장들의 모든 근육을 확인해야만 한다.

당신은 75과 76페이지의 인체의 빈 그림을 복사해서 칼라 펜으로 증상 양상을 그려 보아라. 그리고 그린 것을 10장에서 18장에 걸쳐서 통증 연관 그림들과 비교해 보아라. 각각의 아픈 부위 쪽 바깥에, 당신의 통증의 강도를 1에서 10의 척도로 기록하고 그 부위에서 당신이 통증을 느끼는 시간의 퍼센트도 기록해라. 예, 6.5/80%.

인체 챠트에 일주일에 적어도 1~2번 기록하기를 권한다. 날짜도 적어라. 그러면 당신은 순서대로 보관할 수 있다. 이러한 연대기적 기록은 여러 방식으로 이용이 잘 된다: 어떤 양상이 당신의 통증 연관과 가장 가까운지 구별을 쉽게 해준다. 또한 당신의 증상을 일으키고 지속화시키는 요인들을 두통 일지의 기록들과 당신의 통증의 수준과 빈도의 오르내림을 비교함으로써 당신이 인식하기 쉽게 해 준다. 그리고 마지막으로, 그것은 당신의 호전(또는 그것에 관한 부족)을 추적하게 해주며 어떤 손상의 연차적인 기록을 제공해준다. 컨디션이 좋아짐에 따라서, 당신의 증상이 처음에 얼마나 심했는 지를 잊을 수 있고, 호전되지 않았다고 생각할 수도 있다. 인체 챠트는 전반적인 통증의 강도 또는 빈도와 영향을 받은 부위의 크기의 어떤 줄어듬을 그림으로 나타내기 때문에 이러한 좌절을 막는데 도움이 된다. 때때로 좌절이 있기도 하지만, 나아지고 있다는 것을 볼 수가 있을 것이다. ***하나의 주목;*** 모든 사람이 그들의 통증 위치를 정확히 그릴 수 없는데, 부분적으로 해부학에 익숙하지 않아서인데, 그러한 가능성을 고려해서, 당신의 그림이 부정확할 경우에 인접한 연관 양상의 근육들을 확인해라.

근 육 Muscle Chapters

10장에서 18장에 걸쳐서 두통에 흔하게 연관되어 있는 모든 주요 근육들을 다룬다. 각 장은 그 장에서 다룬 근육 또는 근육들의 해부학적 그림을 포함하는데, X표시는 가장 잦은 통증유발점들의 위치를 나타낸다. 사진은 각 통증유발점의 가장 일반적인 통증 연관 부위를 보여준다. 조금 더 진하게 칠한 부위는 우선적인 연관 부위를 나타내는데, 그것은 거의 항상 존재한다. X자는 통증유발점들이 연관 양상과 관련해서 가장 흔하게 발견되는 곳을 나타낸다. 추가적인 통증유발점들이 있을 수도 있으므로 전체 근육을 찾아 보아라.

근육 장들의 통증 연관(pain referral) 사진은 가장 흔한 연관 양상만을 보여준다; 당신의 통증 양상이 약간 다르거나, 완전히 다를 수 있다는 것을 염두에 두어라. 또한, 당신은 다수의 근육들의 통증유발점들에서 온 겹쳐지는 연관 양상을 가질 수도 있다. 이 부위는 각각의 근육에서 온 일반적인 양상보다 더 강할 수가 있어서, 그 부위로 통증을 연관하는 모든 근육들의 통증유발점들을 확실히 찾아라. 당신의 통증은 당신이 겹쳐지는 통증 연관을 갖는 곳에서 더 강렬할 수도 있다.

통증유발점 치료가 효과적인 것처럼 보이나, 오로지 일시적으로 완화될 때, 당신이 찾아서 통증유발점들을 치료했던 그 부위로 통증 또는 다른 증상을 보내는 근육들을 찾기를 시작해라. 아마도 다른 통증유발점들(주요 통증유발점들; primary trigger points)들이 당신이 처음 시술했었던 통증유발점들(위성 통증유발점들; satellite trigger points)을 활성화 시켰을 것이다. 우선적으로 그것들을 일으킨 주요 통증유발점들을 시술하지 않고서는 위성 통증유발점들을 없앨 수가 없다. 예를 들어, 당신이 아래 턱 통증으로 깨물근(교근)을 시술해서 일시적으로 완화된 경우라면, 등세모근(승모근)의 상부의 통증유발점들에서 온 연관이 깨물근 통증유발점들을 활동성으로 만드는 지를 고려해야 한다. 각각의 근육 장은 관여할 가능성이 있는 근육의 목록을 포함("참고 근육들"; "Also See")하는데, 그러나 모든 사람의 인체가 다르기 때문에, 다른 근육이 당신의 증례에 관여했는지를 알기 위해서, 모든 근육 장들의 연관 양상을 완전히 살필 필요가 있다.

나는 때때로 내가 "역 연관(reverse referral)"라고 부르는 어떤 것을 보는데, 거기서는 정상적으로 연관된 부위가 그 통증유발점들이 보통 발견되는 부위로 통증과 다른 증상들을 연관하는 통증유발점들을 포함한다. 엉덩이 부위의 통증유발점들이 등의 허리 부위로 연관하는 것이 하나의 예인데, 정상적으로 허리의 통증유발점들은 엉덩이 부위로 연관한다. 그러므로 그림이 나타내는 것과 반대로, 당신은 연관 부위를 역시 체크할 필요가 있다. 이 때가 훈련 받은 치료사의 특별한 도움으로 함께 시술할 상황이다.

이어질 장에서는, 각 근육의 정보는 흔한 증상들과 통증유발점들을 일으키거나, 지속화 시키는 요인들의 목록을 포함한다. 또 다시, 이것들은 가장 흔한 것일 뿐이다; 당신은 다른 증상을 겪을 수도 있고, 당신의 원인과 지속인자들이 다를 수 있다. 몇몇 근육의 통증유발점들을 의심하지만, 당신에게 영향을 주는 것처럼 보이는 원인을 찾지 못한다면, 당신의 삶 중에서 어떤 것이 목록 위의 어떤 것과 유사한 지를 생각하려고 해 보아라. 실제로 같은 종류의 스트레스가 근육에 영향을 준다.

각 근육 장은 그 장에서 다룬 근육의 스트레칭과 적절한 곳에, 그 장에서 다룬 근육 또는 근육들의 컨디셔닝 운동법을 제공한다. 당신이 치료사를 찾아 갔다면, 당신이 스트레칭과 컨디셔닝 운동법을 적절하게 확실히 시행하고 있는 지를 확인해 달라고 부탁해라. 그것들을 틀리게 하는 것은 근육에 부가적인 스트레스를 준다. 증상이 점점 나빠진다면, 자가-도움 기법을 중단하고 치료사의 도움을 받아라.

결 론 Conclusion

일단 당신이 두 개의 근육이 통증 양상과 가장 긴밀히 닮았다고 결정한다면, 그것들의 시술을 시작해라. 다음의 여러 주에 걸쳐서, 추가적인 근육을 치료에 더해 본다. 8장의 가이드라인을 주기적으로 복습해서 당신이 자가-치료를 적절히 하고 있는 지를 확인해 본다. 당신이 좋아진다고 느끼기 시작함에 따라서, 어떤 근육의 통증유발점들이 통증을 일으키는지 그리고 어떤 지속인자가 통증유발점들을 재활성화시키는지 명백한 그림을 그려갈 수가 있다.

머리 통증 지도(Head Pain Map)

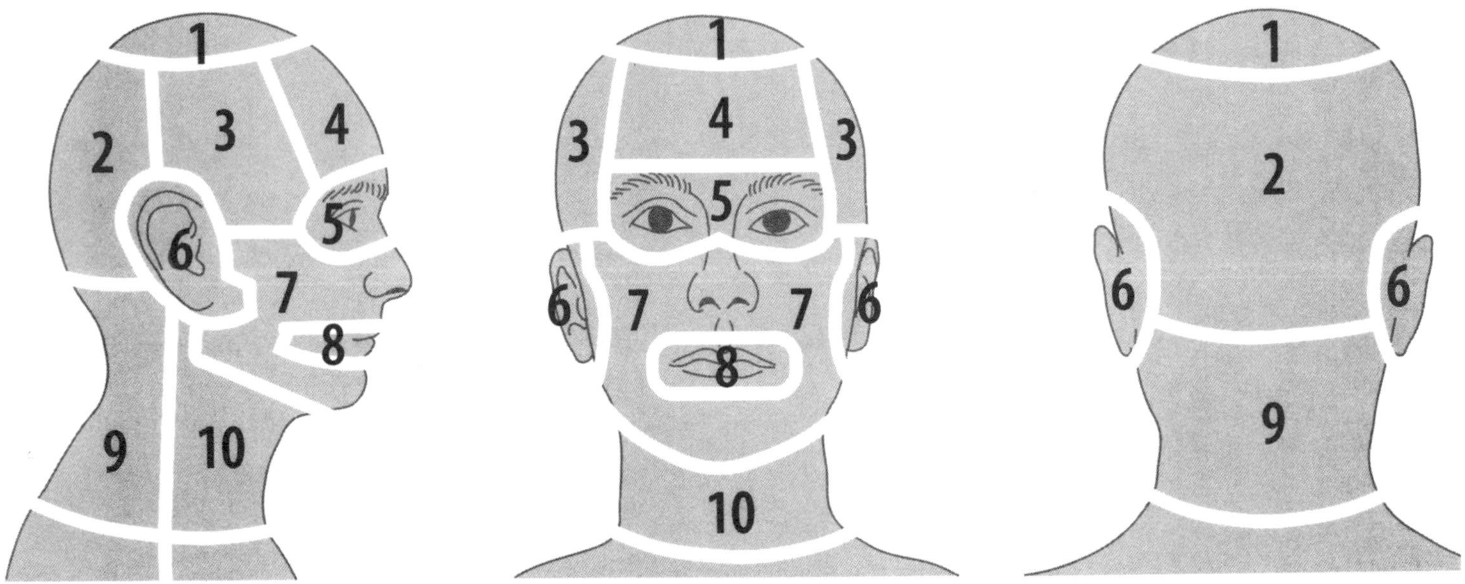

근육 이름과 해당 장 숫자

1. 목빗근(흉쇄유돌근; sternocleidomastoid) (12)
   머리널판근(두판상근; splenius capitis) (11)
2. 등세모근(승모근; trapezius) (10)
   목빗근(흉쇄유돌근; sternocleidomastoid) (12)
   목 뒤 근육(posterior neck) (11)
   뒤통수근(후두근; occipitalis) (14)
   두힘살근(악이복근; digastric) (18)
   관자근(측두근; temporalis) (13)
3. 등세모근(승모근; trapezius) (10)
   목빗근(흉쇄유돌근; sternocleidomastoid) (12)
   관자근(측두근; temporalis) (13)
   목 뒤 근육(posterior neck) (11)
4. 목빗근(흉쇄유돌근; sternocleidomastoid) (12)
   머리반가시근(두반극근; semispinalis capitis) (11)
   얼굴(facial)과 머리덮개(두피; scalp) (14)
5. 목빗근(흉쇄유돌근; sternocleidomastoid) (12)
   관자근(측두근; temporalis) (13)
   목 뒤 근육(posterior neck) (11)
   깨물근(교근; masseter) (15)
   얼굴(facial)과 머리덮개(두피; scalp) (14)
   등세모근(승모근; trapezius) (10)
6. 가쪽날개근(외측익돌근; lateral pterygoid) (16)
   깨물근(교근; masseter) (15)
   목빗근(흉쇄유돌근; sternocleidomastoid) (12)
   안쪽날개근(내측익돌근; medial pterygoid) (17)
7. 목빗근(흉쇄유돌근; sternocleidomastoid) (12)
   깨물근(교근; masseter) (15)
   가쪽날개근(외측익돌근; lateral pterygoid) (16)
   등세모근(승모근; trapezius) (10)
   두힘살근(악이복근; digastric) (18)
   안쪽날개근(내측익돌근; medial pterygoid) (17)
   얼굴(facial)과 머리덮개(두피; scalp) (14)
8. 관자근(측두근; temporalis) (13)
   깨물근(교근; masseter) (14)
   두힘살근(악이복근; digastric) (18)
9. 등세모근(승모근; trapezius) (10)
   목 뭇갈래근(경다열근; cervical multifidi) (11)
   목널판근(경판상근; splenius cervicis) (11)
   [또한 이 책에서 다루지 않은 어깨올림근(견갑거근, levator scapula)과 가시아래근(극하근, infraspinatus)]
10. 목빗근(흉쇄유돌근; sternocleidomastoid) (12)
    두힘살근(악이복근; digastric) (18)
    안쪽날개근(내측익돌근; medial pterygoid) (17)

인체 차트 (Blank Body Chart)

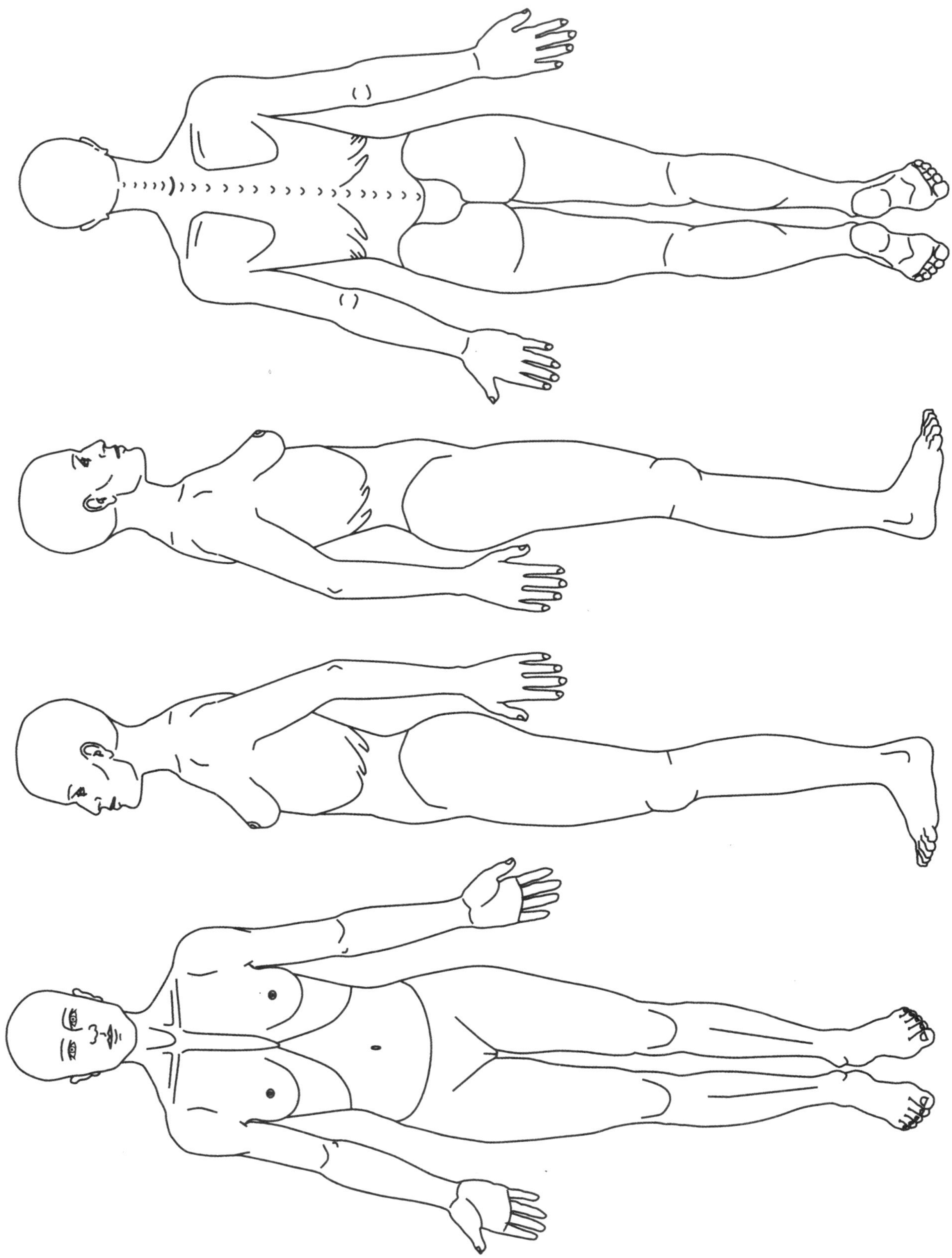

상체 통증 지도 (Upper Body Pain Map)

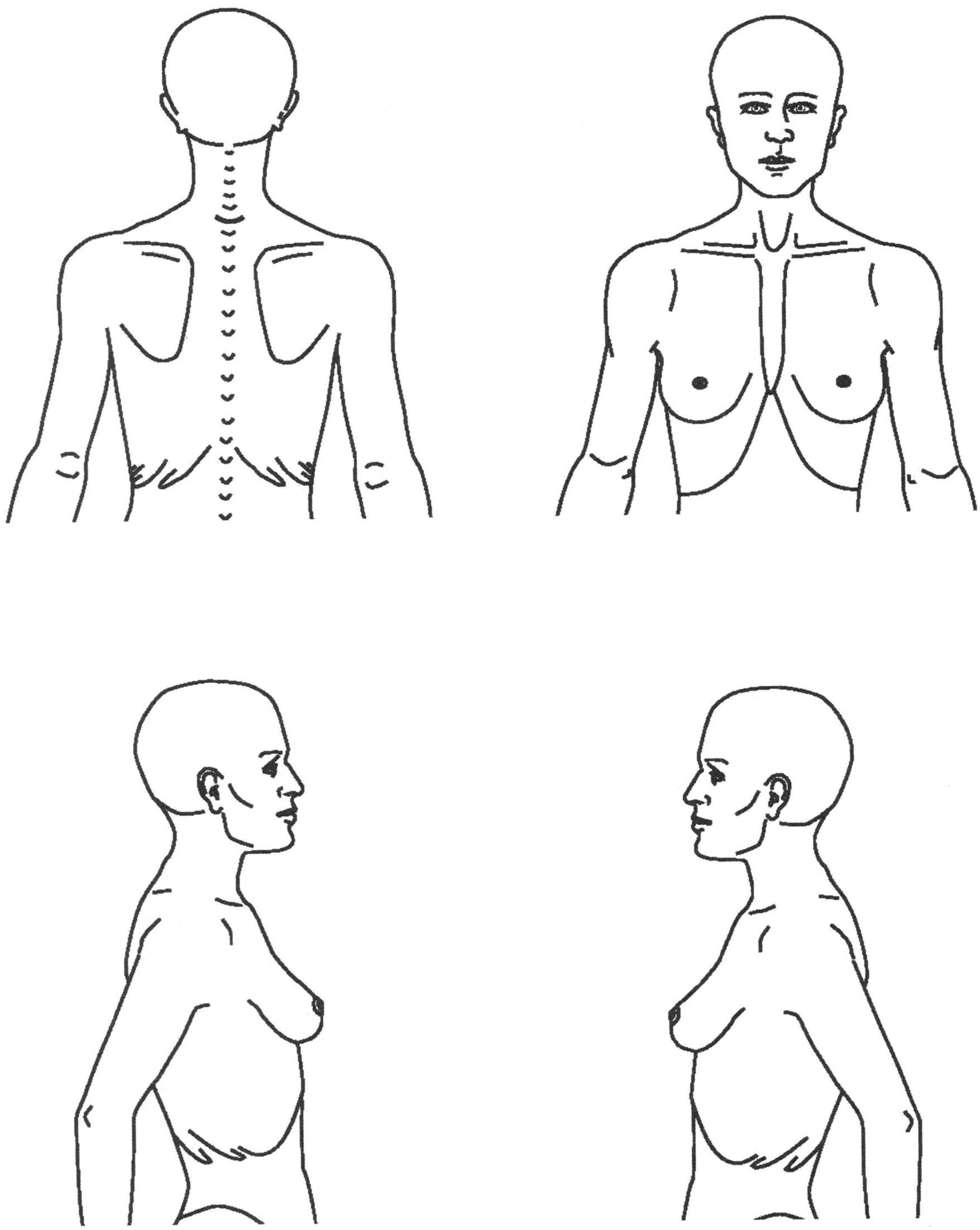

제 10 장

등세모근(승모근)
Trapezius

근육 그림에서 보는 바와 같이, 등세모근은 크고, 연-모양의 근육으로 등과 목 뒤의 대부분을 덮고 있다. 그것은 일반적으로 통증유발점들을 내포하고, 그리고 이들 통증유발점들에서 온 연관통은 사람들이 다른 어떤 근육의 통증유발점들보다 더 자주 도움을 청하게 만든다.

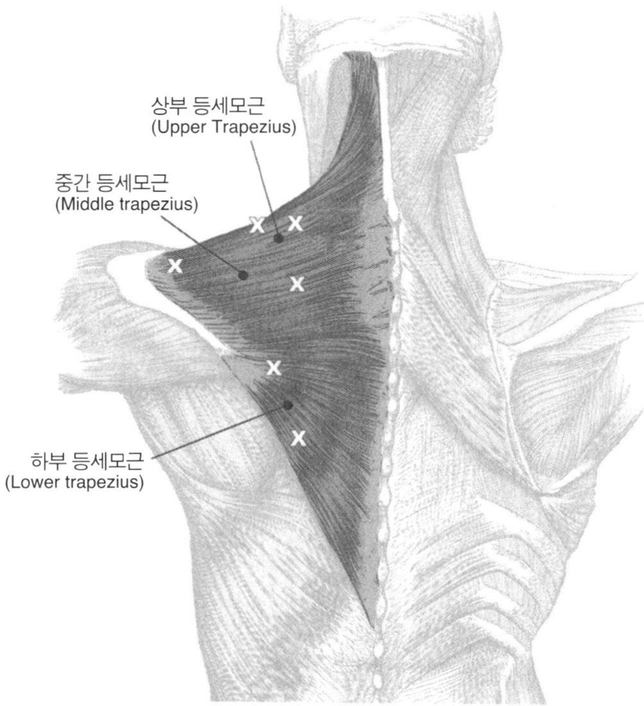

일반적인 증상들 Common Symptoms

근육은 3개의 주된 부분으로 이루어 진다: 상부, 중간 및 하부 등세모근인데, 각 부분은 그 자신만의 동작과 일반적인 증상들을 가진다.

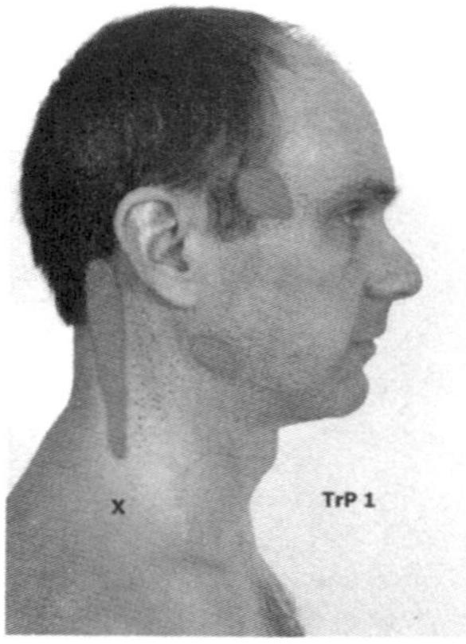

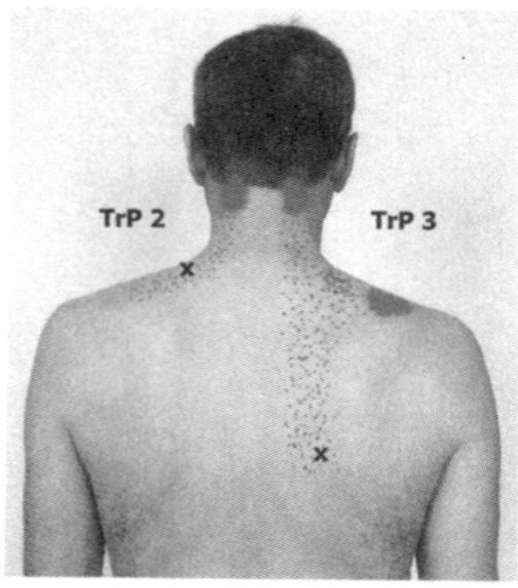

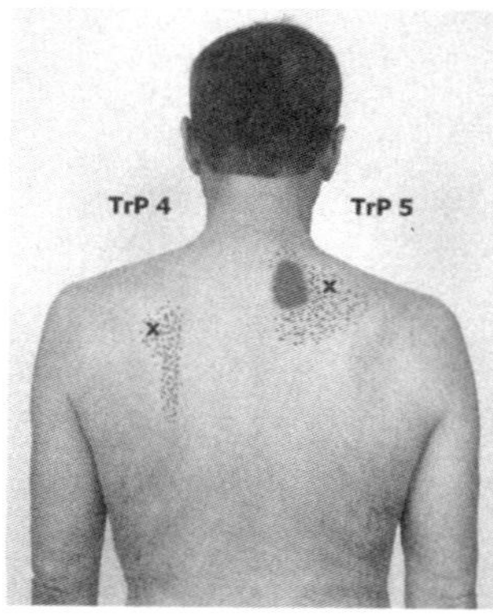

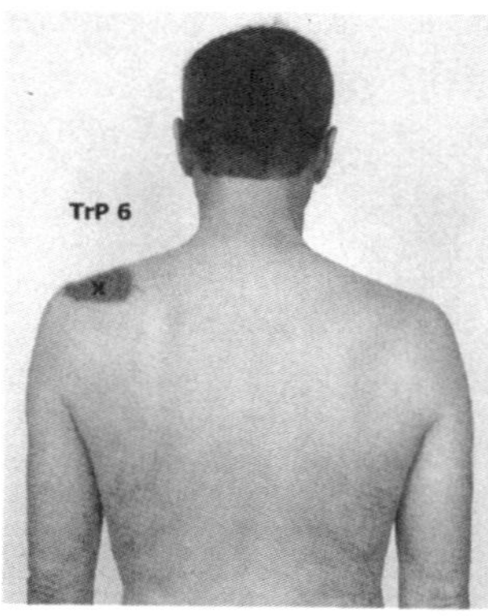

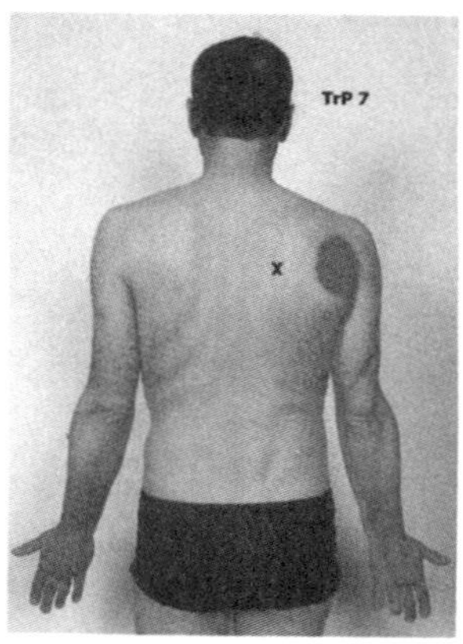

상부 등세모근 (Upper Trapezius) (통증유발점들 #1과 #2)

- 관자(측두; temple) 위의 두통 및/또는 긴장성 두통
- 얼굴(안면; facial), 관자 또는 턱 통증, 또는 눈 뒤의 통증
- 현기증(dizziness 또는 vertigo) (12장에서 다루는 목빗근(흉쇄유돌근)과 동시에 관여함을 나타냄)
- 뻣뻣함, 제한된 운동 범위 / 목에 심한 통증
- 어깨 위의 무게를 견디지 못함

중간 등세모근 (Middle Trapezius) (통증유발점들 #5와 #6)

- 상부 중간 등 통증(통증유발점 #5만)
- 척추에 가까운 강렬한(burning) 표층 통증 (통증유발점 #5만)
- 관절에 가까운 어깨 꼭대기의 쑤시는(aching) 통증 (통증유발점 #6만)

하부 등세모근 (lower trapezius) (통증유발점들 #3, #4 및 #7)

- 머리 뿌리 부분의 두통(통증유발점 #3만)
- 중간 등, 목 및/또는 상부 어깨 부위의 통증
- 어깨판 뒤, 팔의 안쪽을 따라 아래로, 그리고 넷째와 다섯째 손가락으로 연관할 가능성 — 위뒤톱니근(상후거근)의 연관 양상과 매우 유사한데, 이 근육은 두통을 일으키지 않기 때문에 이 책에서 다루지 않음 (통증유발점 #7만)
- 어깨 꼭대기 위로 깊은 쑤심과 퍼진 압통(tenderness) (통증유발점 #3만)

가능한 원인과 지속인자들 Possible Causes and Perpetuators

자세 (Postural)

- 머리를 내민 자세
- 어깨의 긴장
- 귀와 어깨 사이에 전화기 끼우기
- 엎드려서 자거나 오랜 기간 동안 머리를 한 쪽으로 돌린 상태로 누워서 자기
- 팔을 받히지 않고 무릎에서 바느질 하기
- 튼튼한 등 받힘이 없이 앉아 있기 (등을 웅크리고 앉아있음)
- 오랜 기간 구부리기(예, 치과의사, 치과위생사, 조각가, 제도공, 비서 또는 구부려서 일을 하는 것을 요구하는 직종)
- 어깨에 소형 배낭이나 가방을 걸치기
- 대화를 하거나 보다 자세히 들으려고 오랜 기간 동안 옆으로 머리를 돌려서 있기

맞지 않는 가구 또는 옷 (Misfitting Furniture or Clothing)

- 팔 받힘 없는 의자에 앉아 있기 또는 팔 받힘이 너무 높은 의자
- 너무 높게 위치한 키보드 타이핑
- 줄이 너무 꽉 끼는 브라 (어깨 끈 또는 몸통 끈)
- 너무 무거운 소형 배낭 또는 가방 들고 다니기
- 무거운 코트 입기
- 너무 긴 지팡이로 걷기

의학적 구조적 문제 (Medical or Structural)

- 경추염좌(whiplash) 손상 (차 사고, 머리로 넘어짐, 또는 어떤 갑작스런 머리 틀기)
- 심한 피로
- 짧은 한 쪽 다리
- 한 쪽 좌골이 작아서 균형이 안 맞음
- 짧은 위팔 때문에 팔걸이에 한쪽으로 기댐
- 큰 젖가슴
- 딱딱하게 굳은 흉근

활동 (Activities)

- 갑작스럽게 한 쪽을 움직이는 스포츠- 테니스 또는 골프
- 조깅
- 바이올린 연주
- 등짐 매기
- 자전거 타기
- 카약 타기

도움이 되는 힌트 Helpful Hints

서 있을 때 주머니 속에 손을 넣어서 당신의 등세모근의 부담을 줄여준다. 무거운 코트 안에 어깨 패드를 넣어서 상부 등세모근의 부담을 줄여준다.

등짐을 질 때 무게의 대부분을 엉덩이 끈 쪽으로 가도록 해라. 자전거를 탈 경우(실내 자전거 포함), 핸들을 조절하여 가능한 똑바로 앉도록 한다. 무거운 것을 들을 때 아주 무거운 것을 피하며 머리를 똑바로 하고 어깨와 선을 맞춘다. 머리를 앞으로 내밀지 않는다. 지팡이를 사용할 경우 높지 않도록 하여 어깨가 올라가지 않도록 한다.

수영은 좋은 에어로빅 운동이다. 그러나 스트로크를 바꿔서 등세모근에 부당한 스트레스를 주지 않게 할 필요가 있다. 크로올 영법에서 머리를 한쪽으로 돌리는 것은 등세모근을 악화시킬 수 있다.

자가-도움 기법 Self-Help Techniques

압력 가하기 (Applying Pressure)

등세모근과 척추 옆 근육 압력 가하기 (Trapezius and Paraspinal Pressure)

딱딱한 침대 또는 바닥에서 무릎을 굽히고 얼굴을 위로하고 눕는다. 테니스 공이나 라켓볼을 척추 옆에서 1인치 바깥쪽에 놓는데 시작하는 곳은 등의 꼭대기에서 하고, 8초에서 1분 동안 그 점에 압력을 유지하고 있는다. 척추와 평행한 선을 따라 등 아래로 공을 조금만 내리고, 다시 그 점에 압력을 가한다. 등세모근과 척추 옆 근육(척추의 양 옆에서 세로 줄 모양으로 주행하는 근육들) 양 쪽을 시술하기 위하여 골반 꼭대기까지 아래로 내려가면서 시술을 계속한다. 특히 당신의 등이 넓거나 조금 바깥쪽에 압통점이 있다면, 척추에서 조금 바깥의 둘째 선 위로 이것을 반복하기를 원할 수도 있다. 이것을 척추의 바로 위에서 하지 말아라, 왜냐하면 다칠 수도 있기 때문이다. 동시에 공을 양 쪽에 놓고 하지 말고, 한 번에 공 하나를 쓰는 것을 추천한다. 서서 벽에 기대서서 하는 것과 대조적으로, 누워서 이 테크닉을 시행할 때는, 가능한 근육을 수동적으로 유지해야 하는데, 당신이 압력을 가하는 동안에 당신을 똑바로 서 있게 하기 위하여 당신이 그 근육들을 사용하지 않기 때문이다.

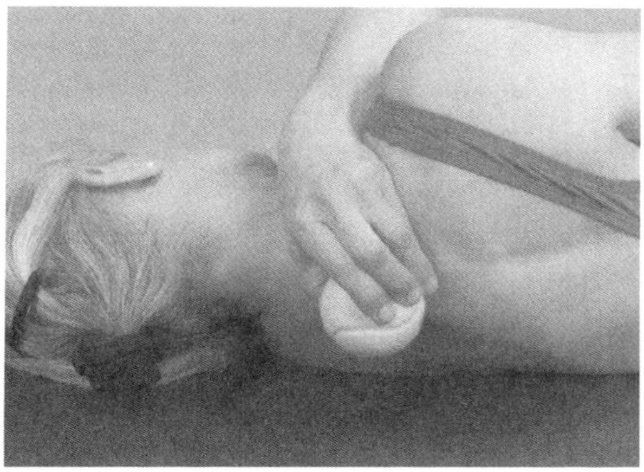

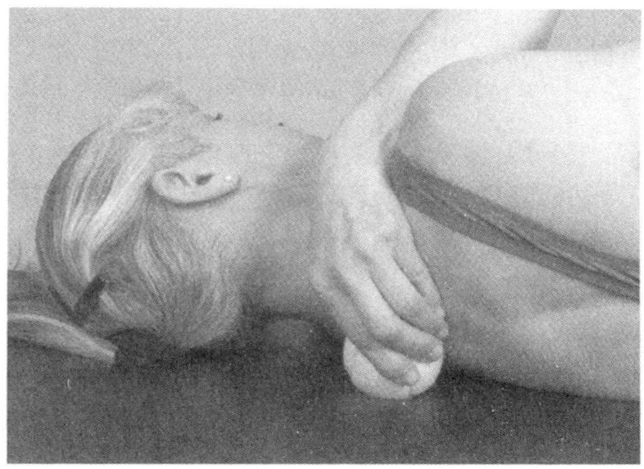

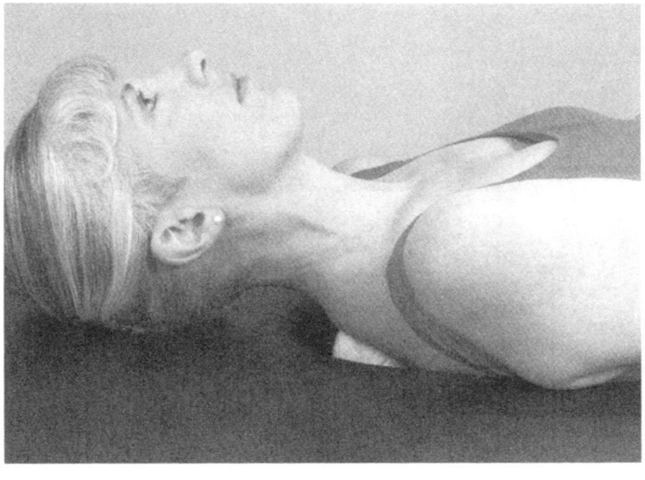

다음 사진의 줄 친 부분은 당신이 시술할 부위를 표시하고 있다.

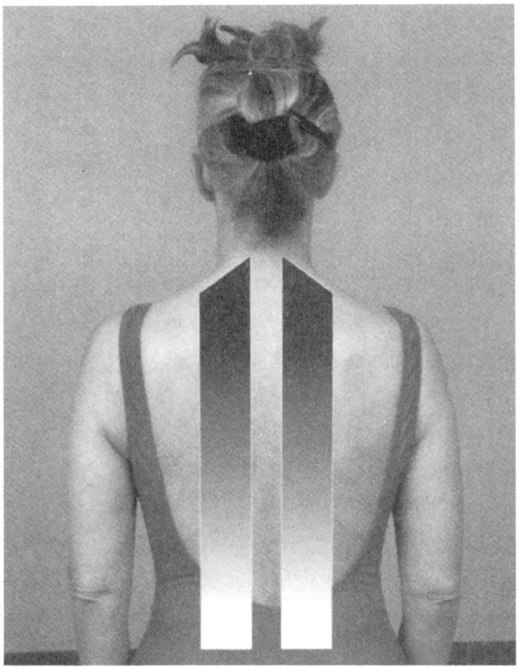

당신이 직장에서 또는 바닥에서 눕지를 못하는 경우에서는, 백노버(Backnobber; Pressure Positive Company에서 살 수가 있다 — 책 뒤에 나온 자원을 참조)의 사용을 추천한다. 내 양손이 백노버를 내 몸통 앞으로 미는 것이 아니고, 내 등 위로 지레의 힘을 내기 위하여 몸에서부터 멀리 손가락이 가리키는 방향으로 당기는 것을 주목해라.

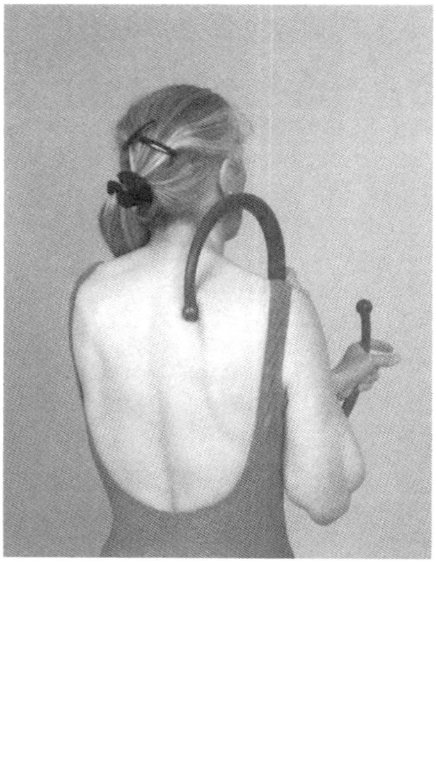

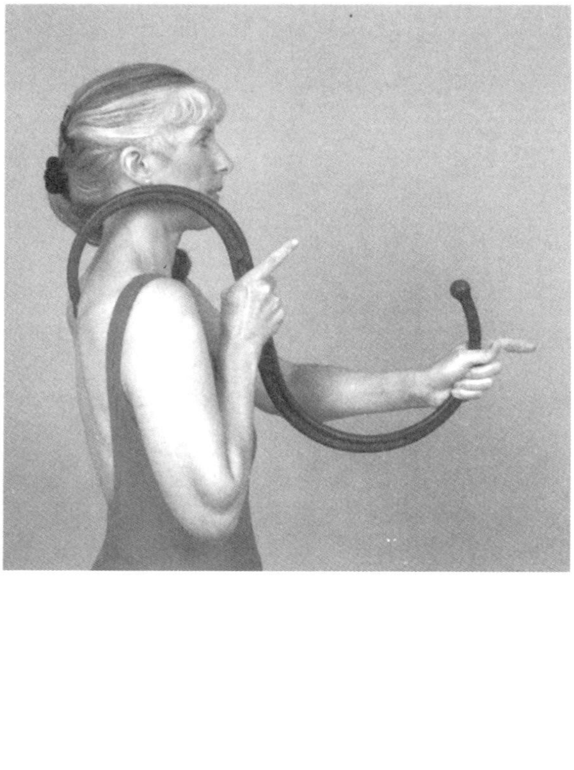

등세모근 집기 (Trapezius Pinch)

당신의 팔꿈치와 앞팔을 팔의 무게를 받히기에 충분한 높이의 표면 위에 올려 놓는다. 반대 손으로, 몸 앞을 가로질러 뻗어서 등세모근의 윗부분을 집는다. 근육의 두툼한 부분을 잡도록 하고, 당신의 엄지로 빗장뼈(쇄골; collarbone) 바로 위의 움푹 들어간 곳을 파면 안 되는데, 그러면 예민한 신경과 혈관을 다치게 할 수도 있다. 당신은 머리를 약간 시술하는 쪽으로 기울일 필요가 있는데, 그러면 근육이 이완되어 집기가 편해 진다.

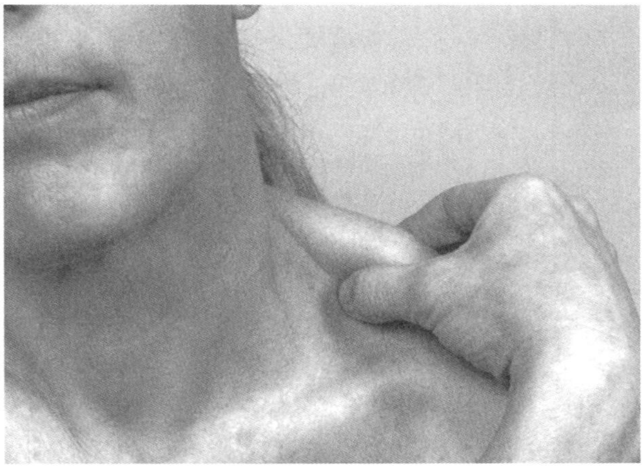

가시위근(극상근) 압력 가하기 (Supraspinatus Pressure)

가시위근의 압력은 상부 등세모근의 치료를 도와 줄 것이다. 문 간에 서서 문틀의 엉덩이 높이의 홈에 테니스 공을 놓는데, 당신이 시술하고자 하는 쪽의 반대 손으로 공을 잡고 있는다. 약 90°를 구부리며, 머리가 완전히 흐느적거리게 만들어라. 어깨의 꼭대기로 공을 누르면서, 당신이 가하기를 원하는 양 만큼 공으로 기울인다. 반대 손으로 공을 잡고 있는 동안에 머리를 완전히 이완되게 계속 유지하며, 어깨를 가로질러 점들을 시술한다.

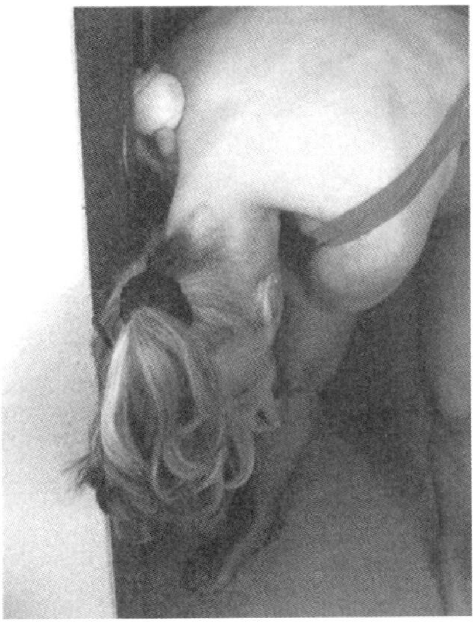

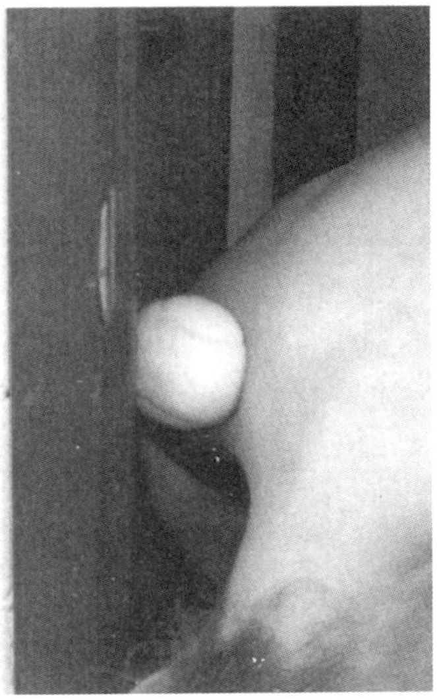

목 뒤 압력 가하기 (Posterior Neck Pressure)

이 자가-치료를 자세히 알려면, 11장의 목 뒤 근육들을 보아라. 골프공을 사용해서 목 뒤의 치료를 시행한다.

스트레칭 (Streches)

등세모근 스트레칭 (Trapezius Stretch)

이 스트레칭은 중간과 하부 등세모근에 좋다. 등을 대고 누워서 팔을 몸 옆에 놓고, 그 다음 사진의 자세처럼 당신의 팔을 움직인다: 팔을 올려서 팔꿈치를 90°로 구부려서, 당신의 위팔이 바닥과 수직이 되게 하고 당신의 앞팔을 바닥에 평행되게 만든다. 그 다음 팔꿈치의 각도를 90°로 유지한 채로 손을 낮춰서 머리 위의 바닥에 닿게 만든다. 그 다음, 팔을 머리 위로 손바닥이 위로 보게 쭉 핀다. 그 다음, 당신의 위팔을 몸통에 직각이 될 때까지 아래로 미끌어 지게 당기고, 팔꿈치를 다시 90°가 되도록 구부려서, 앞팔이 당신의 몸통과 평행이 되게 한다. 마지막으로, 팔을 몸 옆으로 내려서 붙인 후 두 번 심호흡을 한다. 3~5번 반복한다.

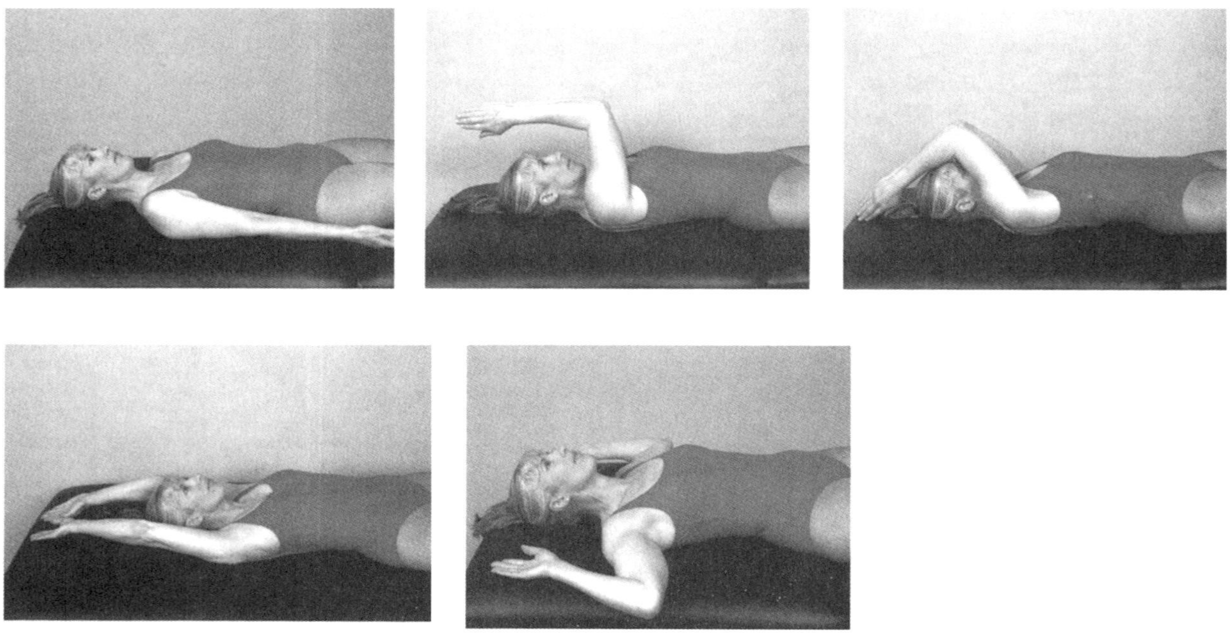

목 뒤 스트레칭 (Posterior Neck Stretch)

이 스트레칭을 자세히 알려면, 11장의 목 뒤 근육들을 보아라.

가슴근(흉근) 스트레칭 (Pectoralis Stretch)

가슴근의 스트레칭은 등세모근에 좋다. 팔을 몸에서 90° 각도로 바깥쪽으로 뻗어서 문간에 선다. 앞팔을 올려서 문틀을 따라 붙이고, 팔꿈치도 댄다. 같은 쪽의 발을 한 발자국 앞으로 내 딛는데, 당신이 스트레칭을 하려는 쪽에서 먼 곳의 몸을 부드럽게 돌린다.

앞팔을 위로 올려서 위팔이 문틀과 45°가 되게 만들고 스트레칭을 한다.

앞팔을 첫 번째 자세 밑으로 옮기고 스트레칭 한다. 각 포지션은 근육의 다른 부분을 스트레칭 할 것이다.

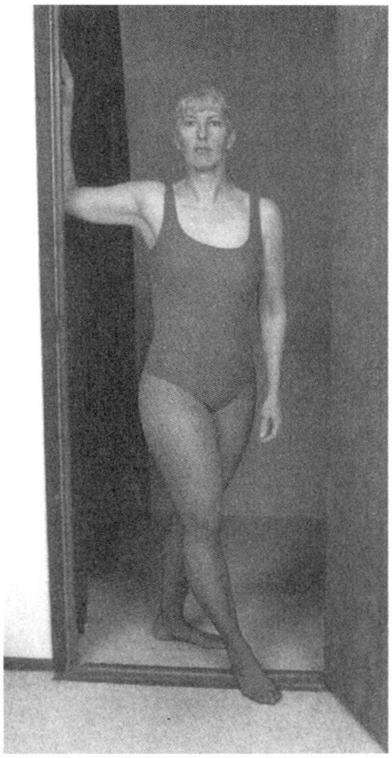

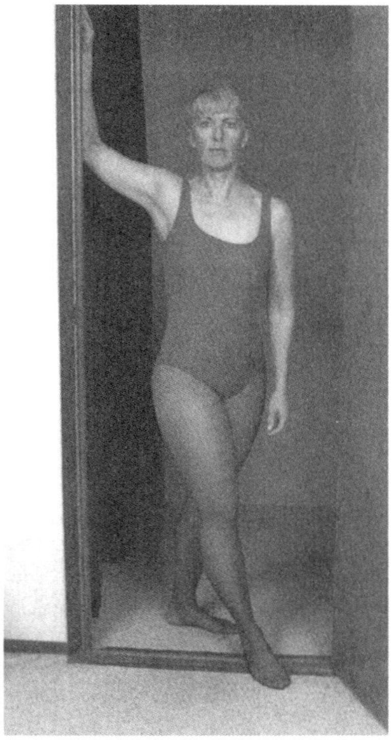

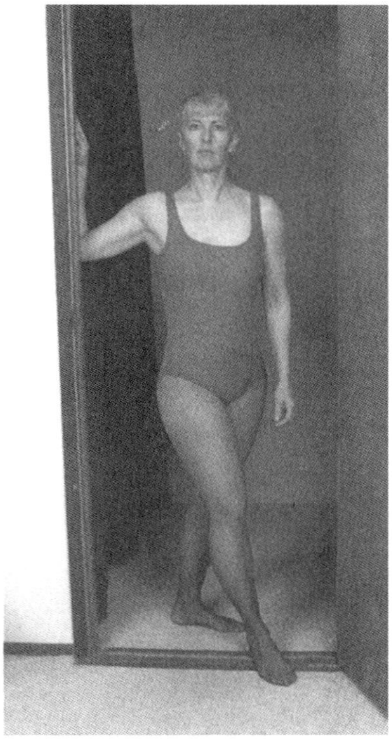

운동법 (Exercises)

점프 로프(jump rope). 앞으로 나아가면서 로프를 뛰어넘기.

적절한 자세(proper posture). 적절한 자세를 배우고 머리를 내민 자세를 줄이려면, 5장. 신체 역학의 "머리를 내민 자세"를 보아라.

참고 근육들 Also See

- 12장 목빗근(흉쇄유돌근)
- 13장, 관자근(측두근) (위성 통증유발점)
- 14장, 안면과 머리덮개(두피) 근육들 〔뒤통수근(후두근), 위성 통증유발점〕
- 11장, 목 뒤 근육들 (위성 통증유발점)
- 15장, 깨물근(교근) (위성 통증유발점)

결 론 Conclusion

가시위근(극상근)의 통증유발점들은 등세모근 통증유발점들을 활동성으로 있게 한다. 어깨올림근(견갑거근), 가시아래근(극하근) 및 마름근(능형근)의 통증유발점들이 등세모근 통증유발점들을 활동성으로 있게 할 수 있으며 또한 등세모근의 연관 양상들과 유사한 그것들을 가질 수 있다. 큰가슴근(대흉근)과 작은가슴근(소흉근)의 통증유발점들이 근육들을 긴장되게 만들 수 있고, 등의 중간과 상부에 장력을 주어서, 등세모근 통증유발점들을 활동성으로 있게 한다. 위뒤톱니근(상후거근)의 통증유발점들은 등세모근 통증유발점 #7과 유사한 연관 양상을 갖는다. 이러한 근육들이 없앨 필요가 있는 통증유발점들을 가질 수 있다고 고려할 가치가 있다. 그것들이 직접적으로 두통 또는 측두하악관절(TMJ) 통증을 일으키지 않으므로, 위에서 언급한 통증유발점들의 아무 것도 이 책에서 다루지 않으나, 이 책의 자가-도움 기법으로 6~8주 후에도 두통이 줄어들지 않는다면, 이 근육들의 통증유발점들의 치료를 고려해 보아라. 이 책에서 다루지 않은 근육들의 자가-치료에 대한 안내를 이 책의 뒷 부분에 있는 자원과 다른 참고서적에서 찾아 보아라.

등세모근 통증유발점들이 의심은 되나 이 장의 자가-도움 기법으로 당신의 증상을 줄어들게 하지 못한다면, 뒤통수 신경통(후두 신경통; occipital neuralgia) 또는 경추성(cervicogenic) 두통 때문인지 의사를 찾아서 알아 볼 필요가 있다. 당신의 척추가 틀어졌는지를 알기 위해서 카이로프랙터 또는 정형외과 의사를 찾을 필요도 있다.

제 11 장

목 뒤 근육들
Posterior Neck Muscles

당신의 목 뒤의 근육들이 두통을 없애기 위하여 치료해야 할 가장 중요한 일부일 수가 있다. 목 뒤에는 몇 개 안되는 근육들이 있다: 머리널판근(두판상근), 목널판근(경판상근), 목뭇갈래근(경추 다열근), 목반가시근(경추 반극근), 머리반가시근(두반극근) 및 뒤통수밑근(후두하근) 들이다.

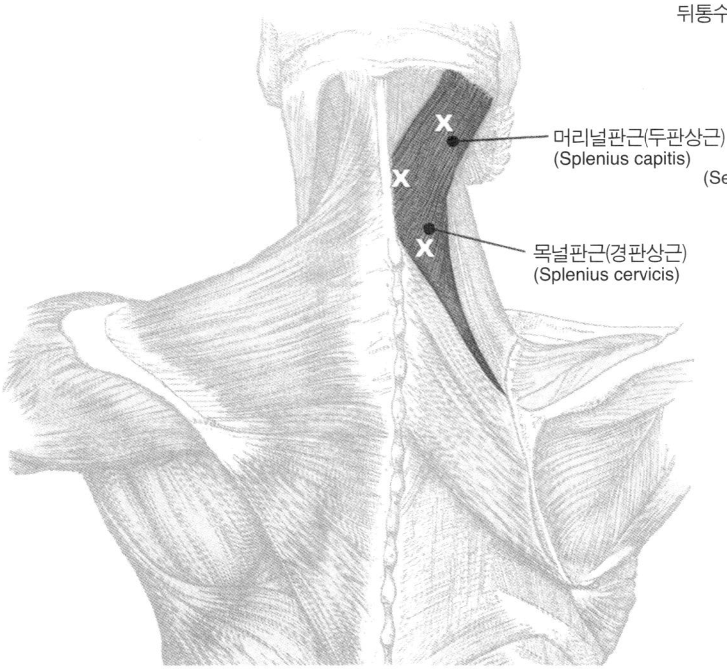

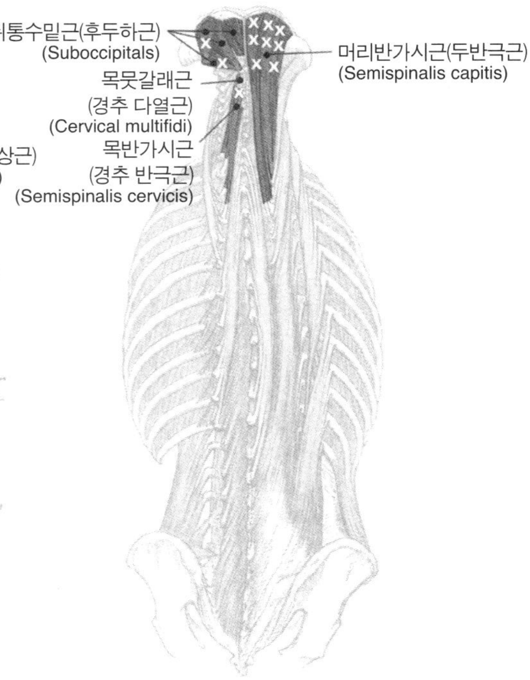

일반적인 증상들 Common Symptoms

사진은 일반적인 연관 양상을 보여 주는데, 그러나 두통이 목의 여러 근육들과 입과 턱 안과 주위에서 온 복합적인 통증유발점 통증 연관 양상들일 수 있기 때문에, 당신의 통증을 없애기 위해서는 여러 근육들을 치료할 필요가 있다.

머리널판근(두판상근) (Splenius Capitis)

- 머리 꼭대기의 통증, 그러나 약간 통증유발점 쪽으로 위치한다

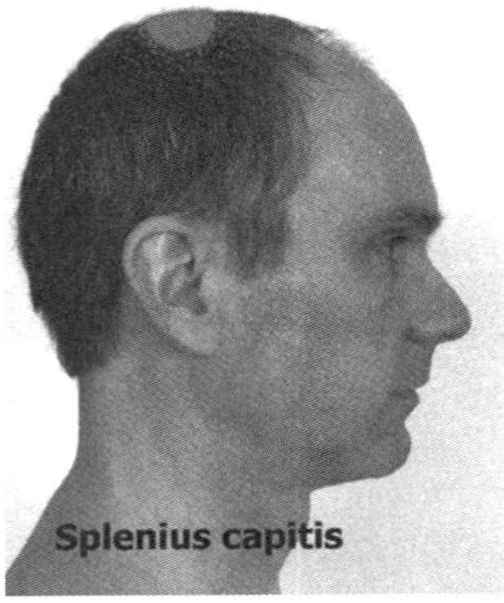

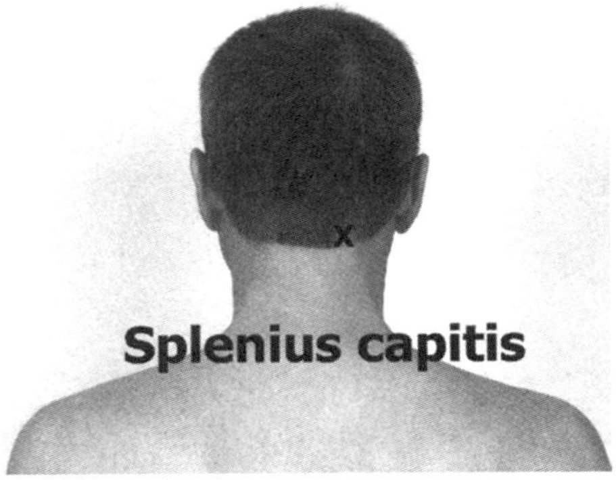

목널판근(경판상근) (Splenius Cervicis)

- 머리 속 전체의 퍼진(diffuse) 통증
- 눈 뒤에 집중된 통증 또는 머리를 관통해서 눈 뒤로 가는 통증
- 머리 뒤편의 통증
- 목과 어깨 꼭대기의 경계부와 목 뒤의 상부 통증
- 통증유발점과 같은 쪽에서 가까운 시야의 흐릿함
- 목 뻣뻣함
- 운동 범위 제한

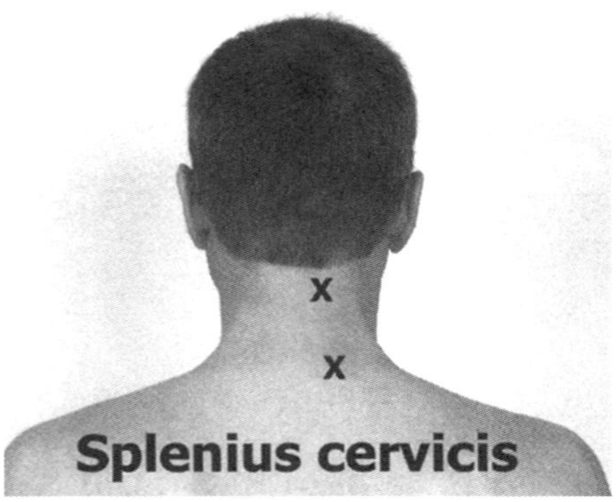

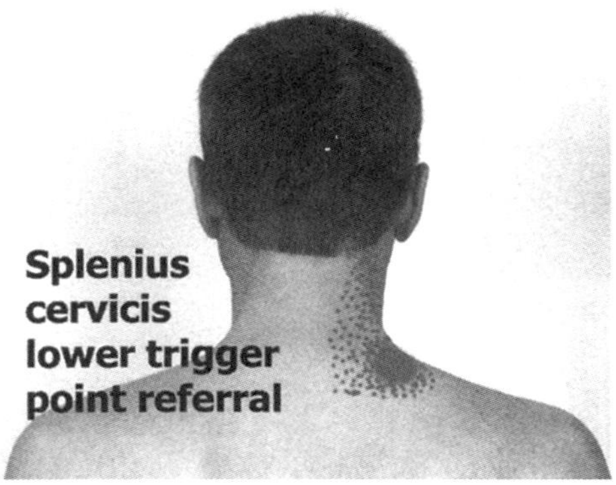

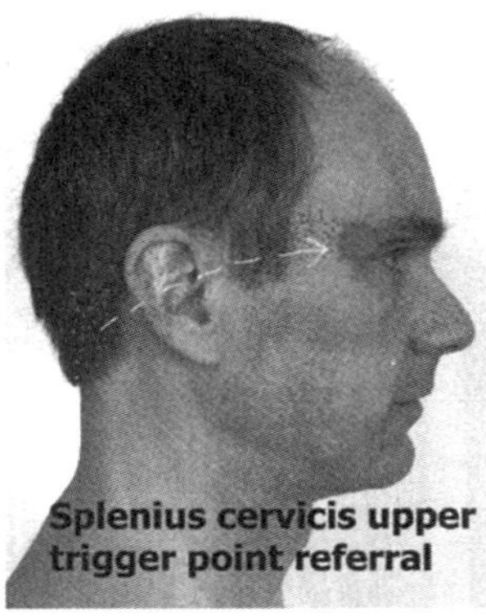

목뭇갈래근(경추 다열근), 목반가시근(경추 반극근), 머리반가시근(두반극근)
(Cervical Multifidi, Semispinalis Cervicis, and Semispinalis Capitis)

- 머리와 목 뒤의 통증과 압통
- 베개를 벨 때 매우 아픔
- 운동 범위가 아프고 모든 방향에서 제한됨, 머리를 앞으로 구부릴 때 통증이 심해짐.
- 대후두신경(greater occipital nerve)이 끼게 되면, 증상은 머리 뒤의 마비, 저림 및 강렬한 통증을 포함할 수도 있다.
- 목반가시근 통증유발점은 중간 머리반가시근 통증유발점과 같은 쪽에 위치하는데,
그러나 머리반가시근이 보다 얕게 있고, 반면에 목반가시근은 보다 깊이 있다.

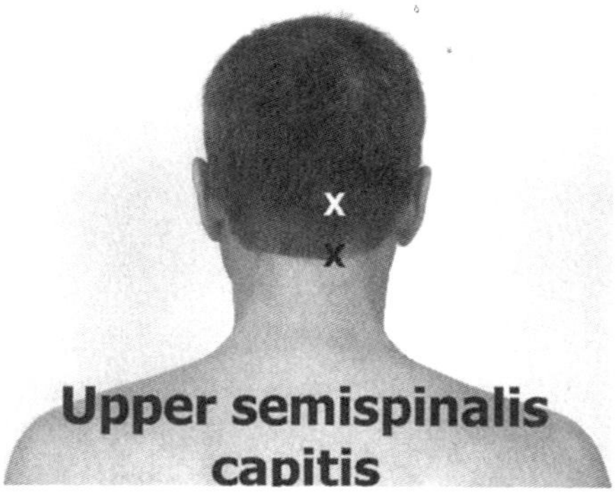

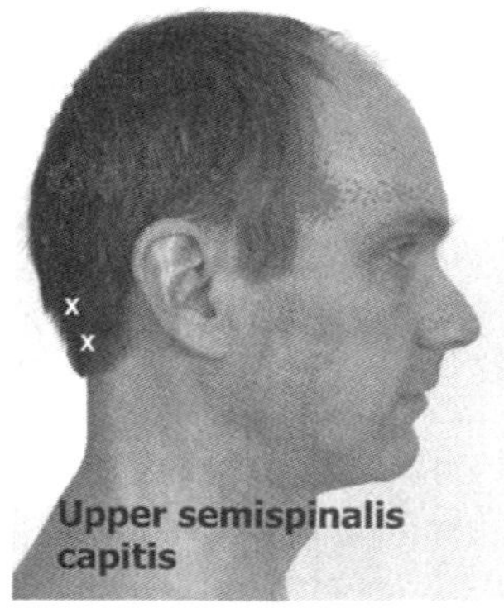

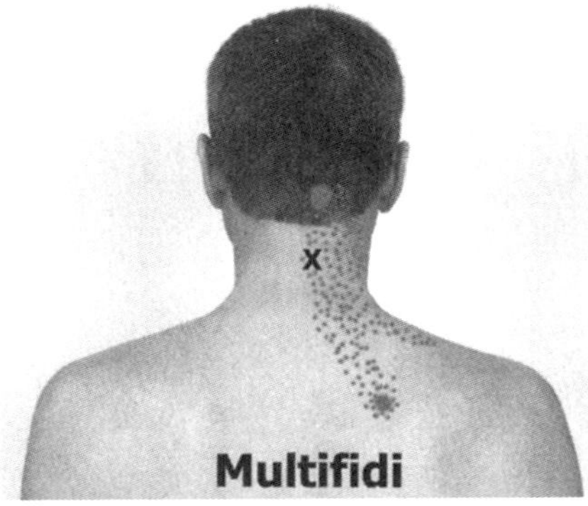

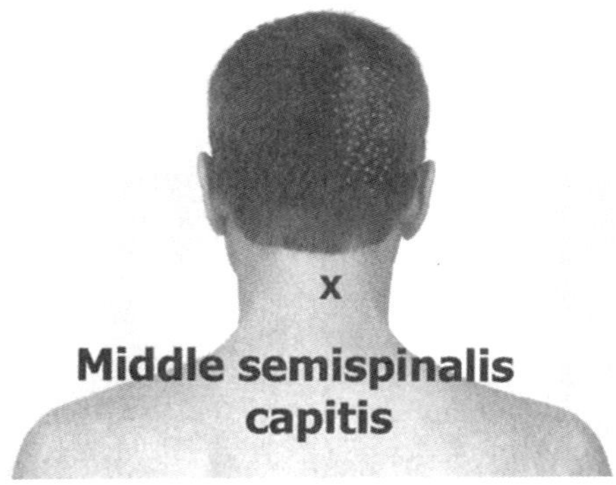

뒤통수밑근(후두하근) (Suboccipitals)

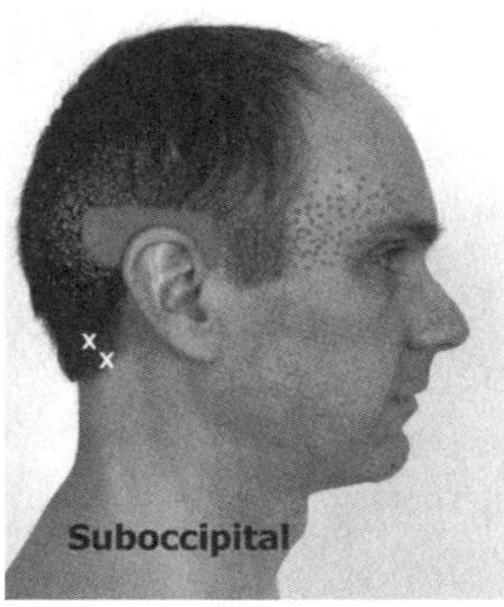

- 머리 속에서 연관통을 느끼나, 특정 부위에 나타나지 않는다.
- 머리 뒤편, 귀 위에서부터 당신의 옆머리, 앞이마 및 눈까지 통증이 어렴풋하게 국한되어 있다.
- 베개를 벨 때 매우 아픔
- 두개의 기저부 바로 아래가 아픔

가능한 원인과 지속인자들 Possible Causes and Perpetuators

자세 (Postural)

- 머리를 내민 자세
- 목이 이상한 자세로 있는 것; 조류 관찰, 어떤 악기 연주, 오랫동안 위를 올려 봄, 또는 팔을 베고 소파에서 잠들기
- 나쁜 자세로 책상에 앉아있기, 허리 받힘 없이 그리고 책상 위의 서류를 보려고 머리를 기울이거나 돌리고 있음
- 바닥에서 팔꿈치에 턱을 괴고 엎드려 TV 보기

맞지 않는 가구 또는 옷 (Misfitting Furniture or clothing)

- 너무 꽉 끼는 목욕 모자, 코트, 셔츠, 또는 넥타이
- 초점거리가 너무 짧은 안경 사용

의학적 또는 구조적 문제 (Medical or Structural)

- 당신의 등 중간의 척추 커브가 과도하게 바깥쪽으로 휘어진 것(척추후만증; kyphosis)을 보상하려고 목을 앞으로 유지함. 이는 큰가슴근의 장력에 의해서 악화될 수가 있다.
- 경추염좌(whiplash) 손상 (사고 순간에 머리가 돌아갔을 때가 특히, 해로울 수 있다)
- 머리로 넘어짐
- 척추 배열이 틀어져서, 신경을 누름
- 긴 목일 때
- 척추후궁절제술 (laminectomy)을 받음
- 경추면 관절 골관절염(cervical facet joint osteoarthritis), 특히 머리반가시근에 영향을 준다.

활동 (Activities)

- 풀에 다이빙 하기
- 밧줄 당기기 또는 무거운 물건 들기 (특히, 머리를 돌리거나 앞으로 해서)

기타 (Other)

- 찬 공기 쐬기, 근육이 피로할 때 에어컨 바람 쐬는 것
- 우울

도움이 되는 힌트 Helpful Hints

5장, 인체 역학을 철저히 읽어라, 특히 "기계적 스트레스"와 "머리를 내민 자세". 이어지는 해당 항목의 자가-도움 제안은 당신의 목의 통증유발점들에 큰 도움이 될 것이다. 머리를 돌리는 것을 포함한 운동을 하지 말아라.

찬 바람을 피하고, 스카프, 터틀넥 또는 목도리로 목을 따듯하게 유지해라. 잠 잘 때 목 주위에 어떤 것을 입을 필요성이 있을 지도 모른다.

우울할 때, 어깨를 둥글게 만들며 머리를 앞으로 내밀 수가 있다. 상담, 침술, 유사요법(homeopathic) 치료 및 허브 등으로 우울의 내재된 원인을 치료해라. 7장의 "정서적 요인들" 항목을 보아라, 보다 자세히 알려면 다른 지속인자들을 보아라.

자가-도움 기법 Self-Help Techniques

압력 가하기 (Applying Pressure)

등세모근을 먼저 치료한 후, 목 뒤 근육들을 치료하는 것이 효과적인 것을 알았다. (10장, 등세모근)을 자세히 읽어라, 그리고 목 뒤의 근육들을 시술하기 전에 등세모근과 척추 옆 압력 가하기 테크닉을 최소한으로 시행한다.

목 뒤 압력 가하기 (Posterior Neck Pressure)

목 뒤를 치료하려면, 골프 공을 사용하고 얼굴을 위로 보게 누워서 양손은 목 뒤로 둔다. 한 손바닥은 다른 손바닥에 수직으로 겹치게 해서, 손바닥 중앙에 골프 공을 올려 놓는데, 손바닥과 손가락이 만나는 곳은 아니다.

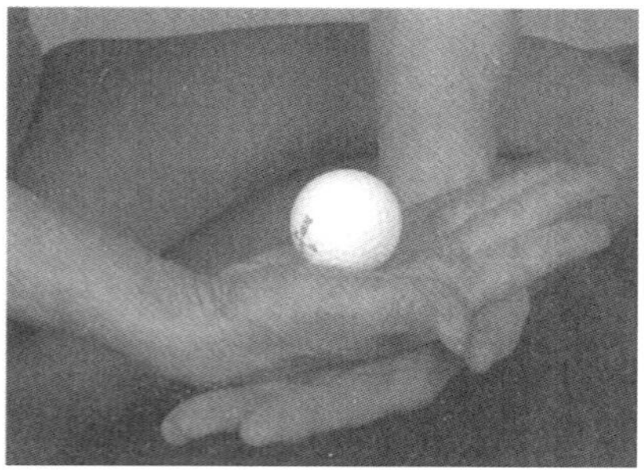

압력을 가하려면, 머리를 공 쪽으로 돌린다. 경추 옆 근육을 치료하는 것이다; 공을 경추 바로 위에 놓으면 다칠 수 있으므로 안된다. 공을 움직이기 위해서, 당신이 시술하는 쪽 반대로 머리를 굴리며, 공을 조금 옮기고, 그 다음 머리를 당신이 시술하는 쪽으로 돌린다. 힘을 조금 더 가하기를 원하면, 머리를 조금 더 멀리 돌린다; 힘을 덜 주려면, 머리를 멀리 움직이지 않는다. *공을 움직이려고 머리를 들어 올리지 말아라.* 이러면 근육에 부가적인 스트레스를 준다. 공의 반대쪽으로 머리를 돌려서 공을 옮기도록 해야만 한다.

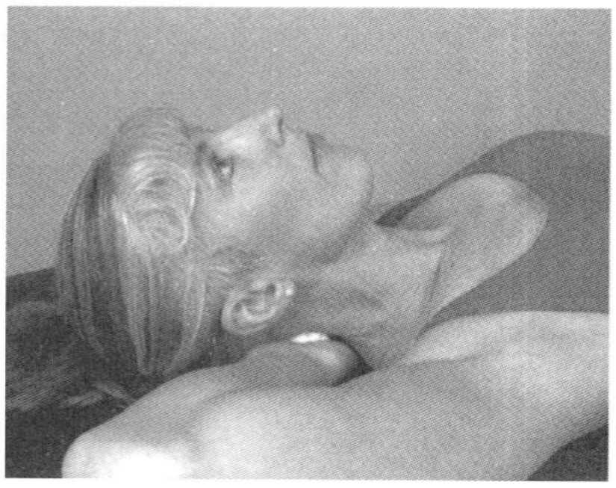

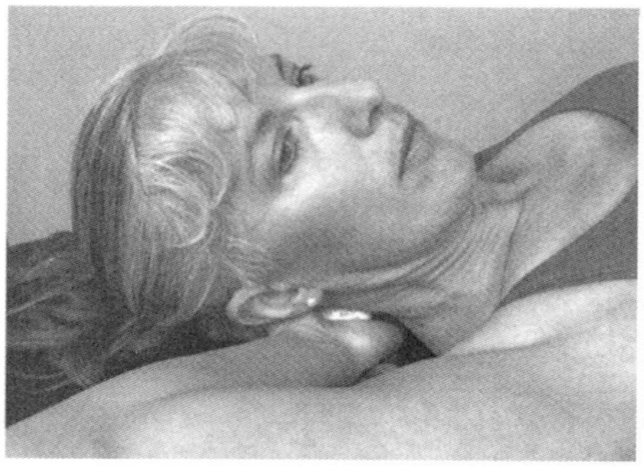

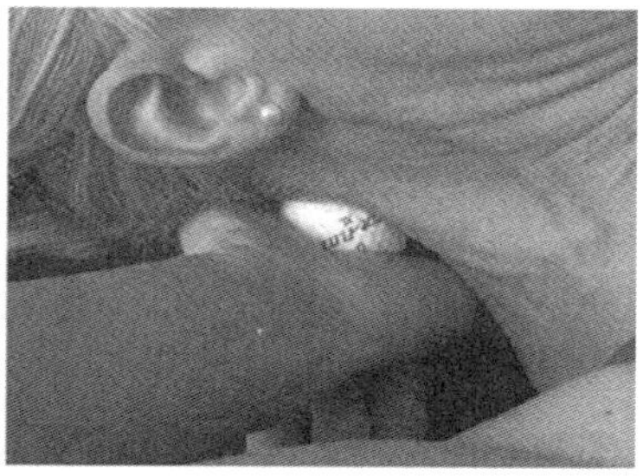

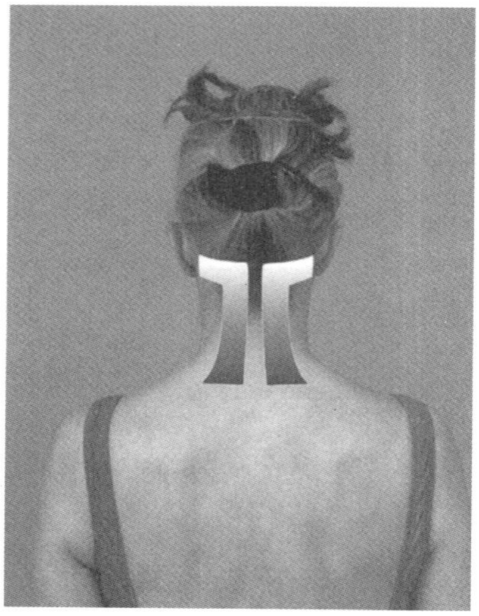

왼쪽 그림의 표시는 당신이 시술할 부위를 나타낸다. 머리의 기저부를 따라서 그리고 목 뒤 아래를 시술할 수도 있다. 어깨의 꼭대기와 교차하는 목의 기저부까지 전체를 하도록 노력해라; 이것이 전체 목널판근을 시술할 것이다.

스트레칭 (Stretches)

목 뒤 스트레칭 (Posterior Neck Stretch)

이 스트레칭은 뜨거운 샤워를 하면서 할 수 있고, 가능하다면 의자에 앉아서 해라. 손가락으로 머리 뒤에 깍지를 끼고 부드럽게 앞으로 당긴다. 머리를 원래 대로 보낸다. 머리를 한 쪽으로 45° 돌려서 그 방향으로 머리를 당긴다. 다시 머리를 원래 대로 보낸다. 한 손을 머리 위에 놓고, 그 쪽으로 머리를 당긴다. 전체 순서를 반대 방향으로 다시 한다.

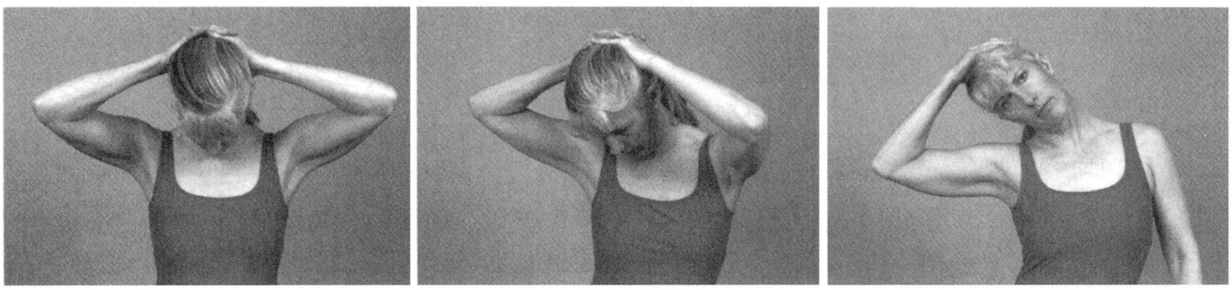

옆-구부림 목 스트레칭 (Side-Bending Neck Stretch)

위를 보고 눕는다. 왼손을 손바닥을 아래로 해서 엉덩이 밑에 끼고, 그리고 오른손을 머리 위에 놓는다. 천창을 똑바로 보면서, 머리를 오른쪽 어깨로 부드럽게 당긴다.

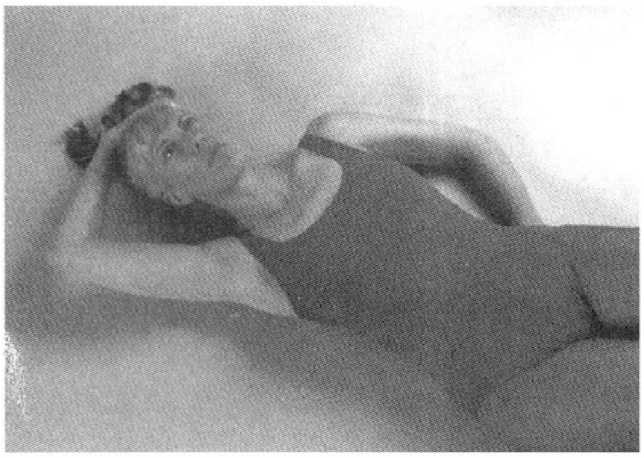

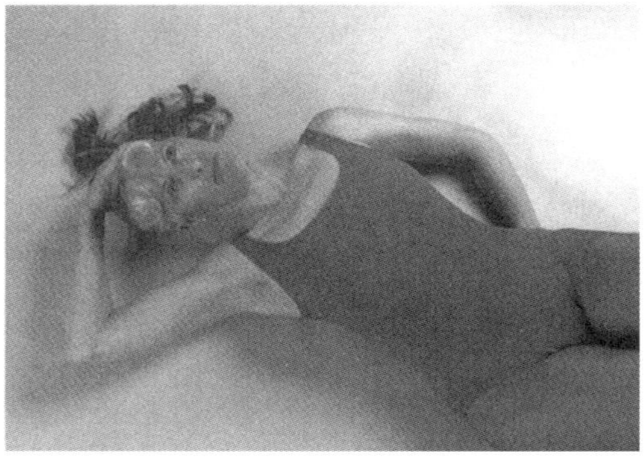

그 다음, 머리를 45° 오른 쪽으로 돌리고, 머리를 오른쪽 어깨로 부드럽게 당긴다.

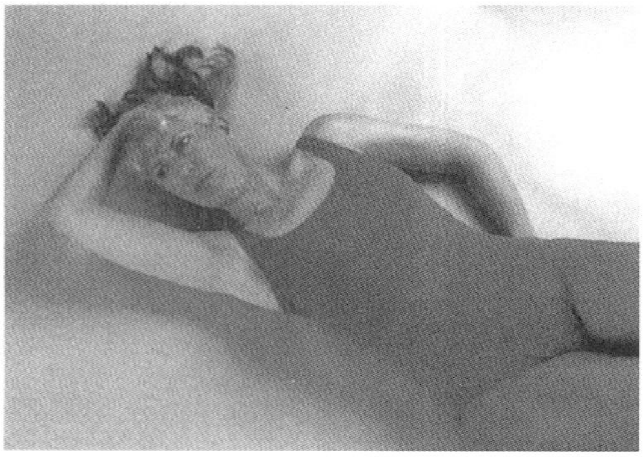

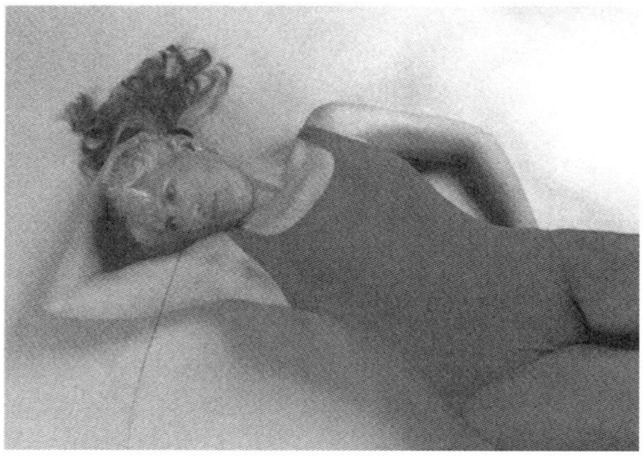

마지막으로, 머리를 45° 왼쪽으로 돌리고, 다시 머리를 오른쪽 어깨로 부드럽게 당긴다. 손을 바꿔서 반대편을 같은 스트레칭을 하는데, 머리를 부드럽게 왼쪽 어깨로 부드럽게 당긴다.

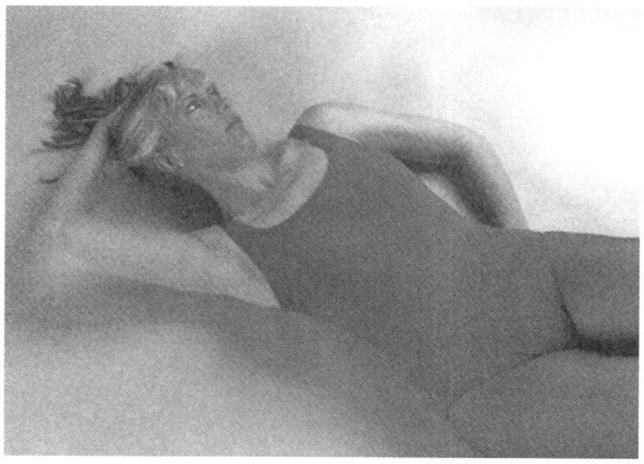

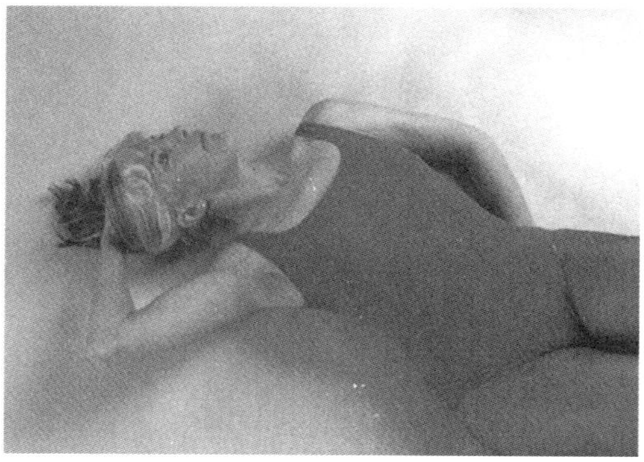

참고 근육들 Also See

- 18장, 두힘살근(악이복근) (뒷 부분)
- 12장 목빗근(흉쇄유돌근)
- 10장, 등세모근(승모근)

결 론 Conclusion

어깨올림근, 가시아래근 및 척추 옆 근육들의 일부가 목 뒤 근육 통증유발점들을 활동성으로 있게 만들고, 그것들은 또 목 뒤 근육들의 연관 양상과 유사한 양상을 갖는다. 큰가슴근의 통증유발점들은 가슴근을 딱딱하게 만들어서 등 중간과 상부에 부하를 주어서 등세모근 통증유발점들을 활동성으로 있게 해서, 그 다음으로 목에 영향을 준다. 이러한 근육들이 없앨 필요가 있는 통증유발점들을 가질 수 있다고 고려할 가치가 있다. 그것들이 직접적으로 두통 또는 측두하악관절(TMJ) 통증을 일으키지 않으므로, 위에서 언급한 통증유발점들의 아무 것도 이 책에서 다루지 않으나, 이 책의 자가-도움 기법으로 6~8주 후에도 당신의 두통이 줄어들지 않는다면, 이 근육들의 통증유발점들의 치료를 고려해 보아라. 이 책에서 다루지 않은 근육들의 자가-치료에 대한 안내를 이 책의 뒷 부분에 있는 자원과 다른 참고서적에서 찾아 보아라.

목 뒤 근육들의 통증유발점들이 의심은 되나, 이 장의 자가-도움 기법으로 증상을 줄어들게 하지 못한다면, 관절염의 여러 종류, 빠져 나오거나 불거져 나온 디스크, 또는 협착 등을 배제하기 위하여 의사를 찾아서 알아 볼 필요가 있다. 또는 당신의 척추가 틀어졌을 수도 있다; 카이로프랙터 또는 정형외과 의사가 이 상황을 평가하고 치료할 수 있다.

제 12 장

목빗근(흉쇄유돌근)
Sternocleidomastoid

목빗근은 복장(흉골; sternal)부과 빗장(쇄골; clavicular)부의 두 개의 머리(두; head)를 가진다. 각 머리는 다른 연관 양상을 갖고, 그들의 특징적인 증상들의 일부 또한 다르다. 목빗근의 통증유발점들은 두통의 잦은 원인이다.

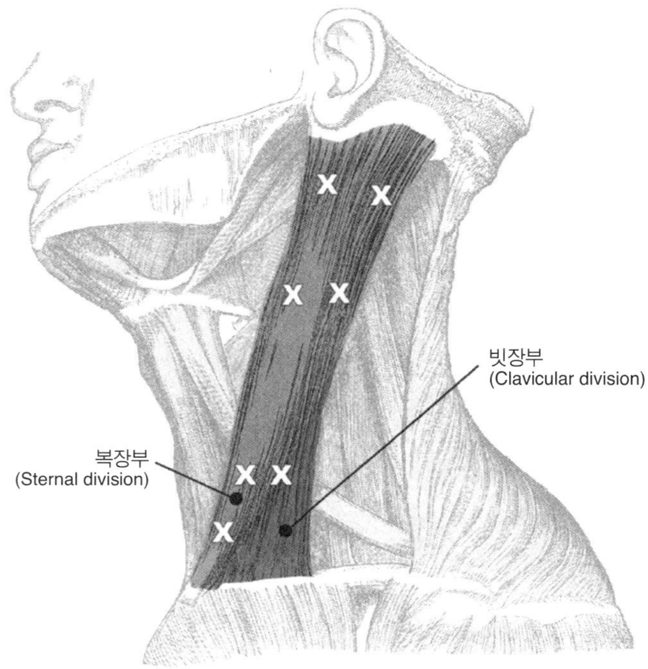

일반적인 증상들 Common Symptoms

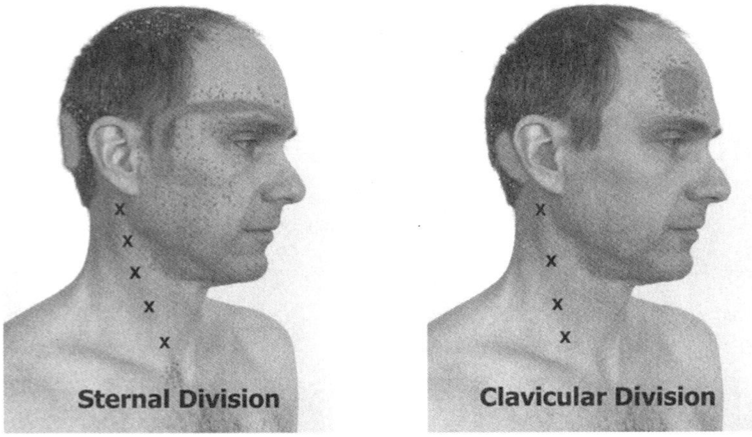

복장부와 빗장부 공통 (Both the Sternal and Clavicular Divisions)

- 긴장성 두통이 있을 수 있다.
- 끈질기고 마른, 근질근질한 기침이 있을 수 있다.
- 근육이 만지면 아플 수 있다.
- 어떤 뇌신경이 목빗근 사이에 낀다면 같은 쪽의 등세모근에 부분적인 마비를 일으킬 수 있다.

복장부 단독 (Sternal Division Only)

- 머리 꼭대기, 머리 뒤편, 뺨, 또는 눈 위 또는 뒤의 연관통
- 영향을 받는 부위의 동(sinus) 충혈(congestion)
- 눈과 동에 연관 증상들
- 영향을 받은 부위의 뺨과 어금니(구치)에 통증
- 만성 아픈 목(감염 때문이 아니라, 삼킬 때, 연관통 때문에 목구멍(인후)과 혀의 뒤쪽의 통증)
- 많은 눈물
- 흰자위와 눈꺼풀 안쪽의 붉어짐
- 흐려진 시야 또는 인지한 빛 강도가 어둠침침해짐을 포함한 시각장애
- 위 눈꺼풀의 힘없음
- 눈꺼풀의 실룩거림
- 편측성 난청, 부분적인 청력 상실, 또는 귀에서 탁탁 소리

늑골부 단독 (Clavicular Division Only)

- 앞이마 두통, 단지 한쪽이 아닌 전체 앞이마에 걸칠 가능성
- 귀 통증(깊은 통증)
- 현기와 균형장애(방향감각의 상실; disorientation) 또는 버티고(빙빙 도는 느낌; a spinning sensation)
- 메스꺼움과 식욕 상실
- 배멀미 또는 차멀미의 경향
- 영향 받는 쪽의 문설주나 물체 쪽으로 방향이 바뀌짐
- 운전할 때 한쪽으로 방향이 바뀌짐
- 손에 잡은 무게의 차이 측정 불가능
- 앞이마에 땀, 창백 및 찬 감각

가능한 원인과 지속인자들 Possible Causes and Perpetuators

자세 (Postural)

- 머리를 내민 자세
- 안경이나 콘택트 렌즈의 빛 반사를 피하기 위해서 또는 잘 들으려고 머리를 계속 기울임
- 오랫동안 위를 올려 봄, 천장에 칠을 하는 머리 위의 작업
- 오랫동안 머리를 뒤로 기울이거나 옆으로 돌림
- 침대의 한 쪽만 전등이 있어서 잘 보기 위하여 머리를 계속 돌리고 있는 것

맞지 않는 가구 또는 옷 (Misfitting Furniture or clothing)

- 너무 높은 베개
- 너무 꽉 끼는 넥타이 또는 칼라를 입는 것 (심지어 머리를 옆으로 돌렸을 때라도 한 손가락이 셔츠 칼라 속으로 편안하게 들어가야만 한다)

의학적 또는 구조적 문제 (Medical or Structural)

- 만성 기침
- 부적절한 숨쉬기
- 경추염좌(whiplash) 손상 (차 사고, 머리로 떨어짐, 또는 머리가 갑자기 돌아갔을 때)
- 동염(sinusitis), 치성 농양(abscess), 또는 구강 헤르페스(입가의 부스럼)
- 급성 감염에 걸림, 감기 또는 플루, 그들이 잠복성 통증유발점들을 활성화 시킬 수 있다.

- 큰가슴근이 딱딱해서 당신의 빗장뼈를 아래로 앞으로 잡아 당김
- 상체 움직임을 제한하는 심한 기형 또는 손상을 가져서 균형을 유지하려고 과보상해서 목에 힘이 들어감
- 한쪽 다리가 짧음
- 한쪽이 짧아서 높이가 틀린 좌골(sit bone)
- 심한 척추측만증(커브이거나 돌아간 척추)
- 척추 천자(tap) 후 뇌척수액의 누수, 이것이 목빗근 통증유발점들을 활성화 시킬 수 있고, 계속해서 몇 주에서 몇 년이 갈 수 있는 만성 두통을 일으킨다.

활동 (Activities)

- 승마 또는 말 조련
- 수영(숨쉬기 위하여 머리를 돌림)
- 음주(당신의 목빗근 통증유발점들을 자극하는 알코올의 결과로 숙취 두통)

도움이 되는 힌트 Helpful Hints

자세 (Postural)

5장, 인체 역학을 철저히 읽어라, 특히 "기계적 스트레스"와 "머리를 내민 자세". 이어지는 해당 항목의 자가-도움 제안은 당신의 목의 통증유발점들에 큰 도움이 될 것이다.

누워있을 때, 일어날 때 머리로 일어나지 말아라. 우선 옆이나 앞으로 구른다. 그 다음 시작하는 것을 팔을 사용한다. 밤에 침대에서 돌아 누울 때, 머리를 베개에서 들지 말고 머리를 굴린다. 잘 때, 머리를 몸통과 같은 방향을 보게끔 노력하는데 한 쪽으로 돌리지 말아라. 구식인 커다란 셀 — 폼 베개 — 이런 타입의 폼은 흔들리거나 진동을 만들기 때문에 사용하지 말아라. 그러나, 새 메모리 폼 베개는 조밀한 셀로 되어 있어서 쓰기가 좋다. 베개는 당신의 척추가 제대로 배열되게 하는 높이로 머리를 받혀야만 하고 당신이 옆으로 누울 때 편안해야 한다.

침대에서 책을 읽는 것은 좋은 생각이 아니며 그렇게 하고 싶을 때에는, 최소한 등을 헤드보드나 천장에서 바로 머리 위에 위치하게 해야만 한다. 다시, 머리를 몸통의 방향과 똑같이 유지해라. 옆으로 돌리지 말고. 적절한 등 받힘이 있는 침대 옆의 편안한 의자가 더 좋다.

머리를 앞으로 내밀게 만드는 헤드 레스트를 피해라. 허리 받힘대는 허리와 목의 커브를 정상적으로 회복하게 해준다. 전화기 대신에 헤드 셋 또는 스피커를 써라. 타이핑을 할 때, 서류를 가능한 한 컴퓨터 스크린 옆에 가까이 놓아서 오랫동안 머리를 옆으로 돌리지 않게 만들어라. 신발에 넣는 보장구는 당신의 서 있는 자세를 개선해 줄 것이다. 시력을 교정하거나 듣거나 보기 위해서 머리를 앞으로 내밀고 있는 것과 같은 눈의 스트레스를 감소시킬 필요한 어떤 보조를 찾아라.

의학적 또는 구조적 문제 (Medical or Structural)

당신이 작은 좌골(small hemipelvis; sit bones), 짧은 다리 또는 짧은 위팔 따위의 신체 비대칭일 경우라면, 보정하는 리프트 또는 패드를 대기 위해서 전문가를 찾아라. 카이로프랙틱 조정, 침 및 마사지가 척추측만증에 도움이 될 것이다.

만성 감염은 가능한 빨리 없애고 조절되어야만 한다. 당신은 아마도 감기, 플루, 또는 입가 헌 것(헤르페스 발생) 같은 질환 후에 당신의 목빗근을 시술할 필요가 있다. 천식 또는 폐기종 같은 만성 기침이 부적절한 호흡이 그러듯이 통증유발점들을 악화시킬 수 있다.

활동 (Activities)

수영을 할 때, 크로올 영법을 피하거나 숨을 쉬기 위해서 머리를 한 쪽으로 돌려야만 하는 어떤 영법을 피해라. 머리를 돌리는(head-rolling) 운동을 하지 말아라. 특히, 머리를 구부리거나 뒤로 돌리지 말아라. 또한, 머리를 뒤로 구부리게 만드는 어떤 머리 위의 작업을 피해라. 〈10장, 등세모근〉에서 가슴근 스트레칭을 한다면, 운동을 하는 내내 당신의 머리를 당신의 어깨 위의 뒤로 확실하게 유지하고, 앞을 똑바로 보아라〔당신의 코를 흉골(breast bone)과 선을 맞춰라〕.

자가-도움 기법 Self-Help Techniques

압력 가하기 (Applying Pressure)

목빗근 압력 가하기 (Sternocleidomastoid Pressure)

누워서 자가-치료를 하는 것이 최상이나, 그것을 앉아서도 할 수 있는데, 그것은 직장에서 하기가 편하다. 시술하려는 쪽으로 머리를 약간 기울여서 귀를 어깨에 가깝게 만들고, 그 다음 머리를 그 쪽에서 멀리 약간 돌린다. 그림에서처럼 당신의 손가락을 그 점에 놓는다면, 머리가 올바르게 위치하는 지를 알 수가 있는데, 당신의 손가락이 멀리 떨어지는 대신에 서로가 가까워지기 때문이다.

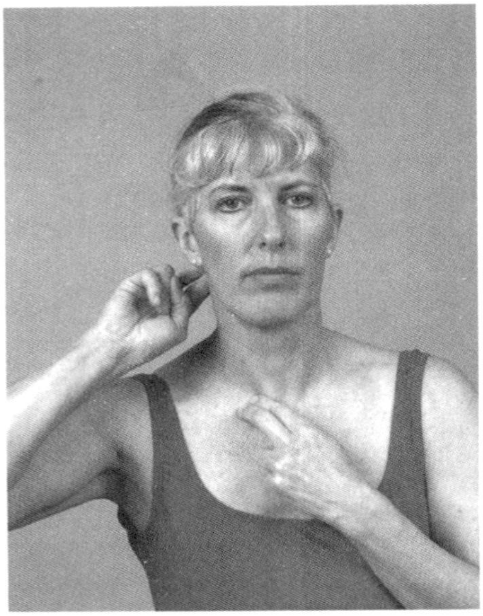

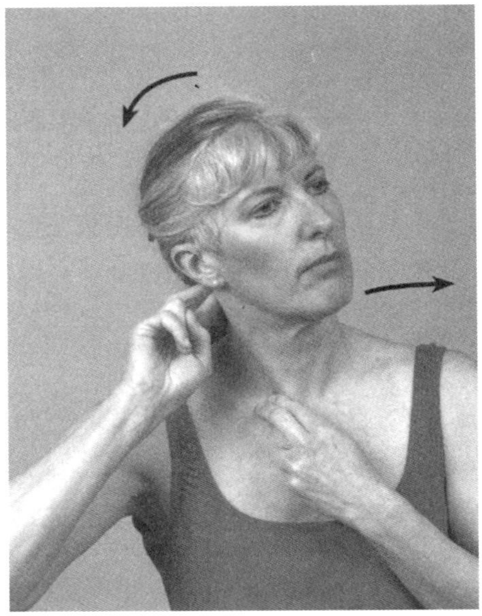

근육의 낮은 반쪽을 시술하려면, 같은 쪽의 손으로 근육의 두 부분 모두를 잡는데 (예를 들어, 당신의 오른손으로 오른 목빗근을 잡는다), 그러나 손가락으로 목 속으로 파고 들어가지 말아라. 그러면, 당신은 민감한 신경과 혈관을 다치게 할 수도 있기 때문이다. 동시에 잡아서 당기는데, 각각의 압통점을 8초에서 1분간 잡고 있는다.

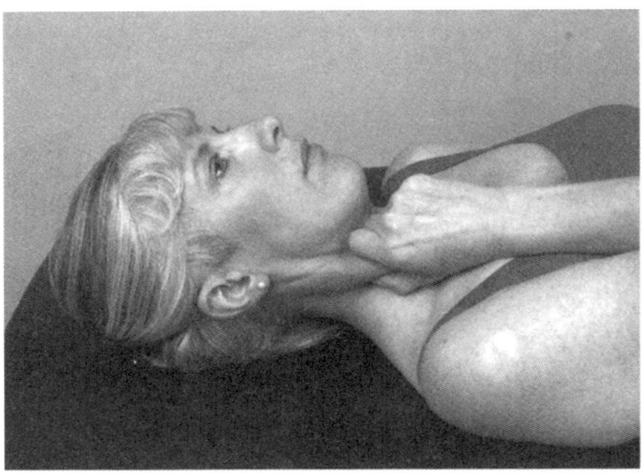

근육의 위쪽 반을 시술하려면, 손을 바꾸고(예로, 당신의 오른 목빗근을 잡기 위하여 왼손을 사용한다) 그리고 중간쯤의 근육을 밖으로 당긴다. 그 다음, 같은 쪽의 손을 사용해서 귀 뒤의 부착부(attachment)까지 시술을 계속해서 올라간다. 대부분의 사람들에게, 이 부위가 가장 딱딱한 부분이며 또한 시술할 가장 중요한 부분이다. 목빗근이 특히 딱딱하다면, 처음에는 그것을 붙잡기가 어려울 수 있다. 그러나 몇 번 시술해 본 다음에는, 잡기가 반드시 쉬울 것이다. 당신이 병을 앓은 다음에 이 근육을 다시 시술해야만 된다고 기억하고 있어라. 왜냐하면 통증유발점들이 어떤 질환으로 재활성화 되기 쉽기 때문이다.

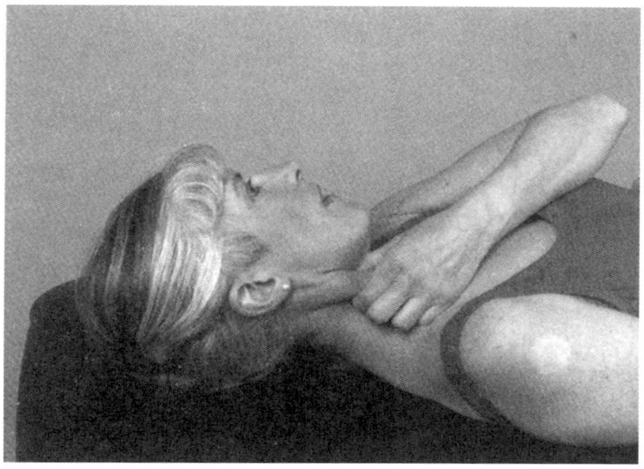

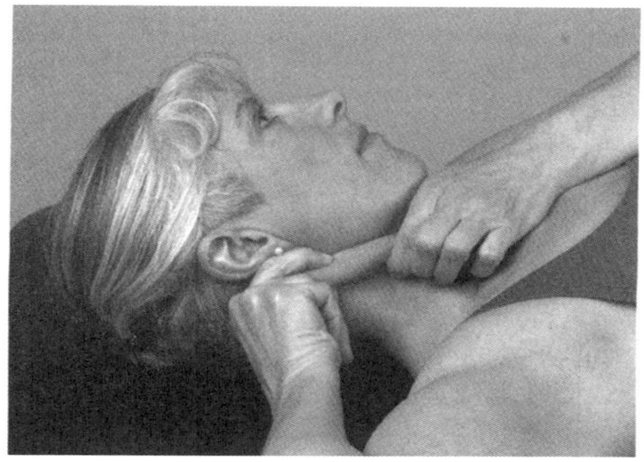

스트레칭 (Stretches)

옆-구부림 목 스트레칭 (Side-Bending Neck Stretch)

이 스트레칭을 위한 완전한 교습은 〈11장, 목 뒤 근육들〉에 있다.

올바른 호흡 (Proper Breathing)

한 손은 가슴에 다른 한 손은 배에 올려 놓는다. 숨을 들이 마실 때, 양 손은 반드시 올라가야 한다. 숨을 내 쉴 때, 양 손은 내려가야만 한다. 당신이 가슴으로만 숨을 쉬는 가를 알아서 자신을 훈련을 할 필요가 있고, 숨을 쉬기 시작을 배로 확실히 해야만 한다.

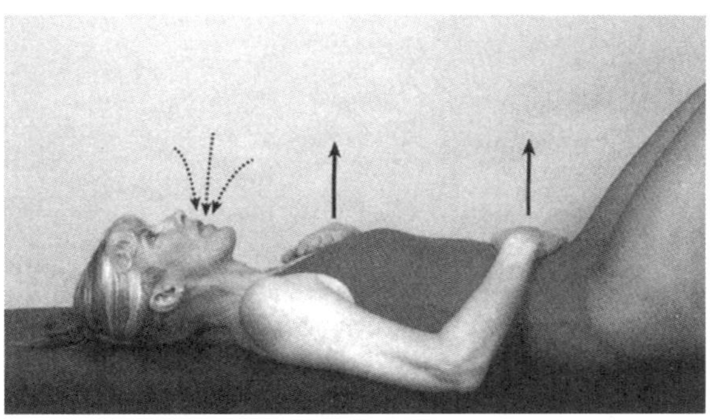

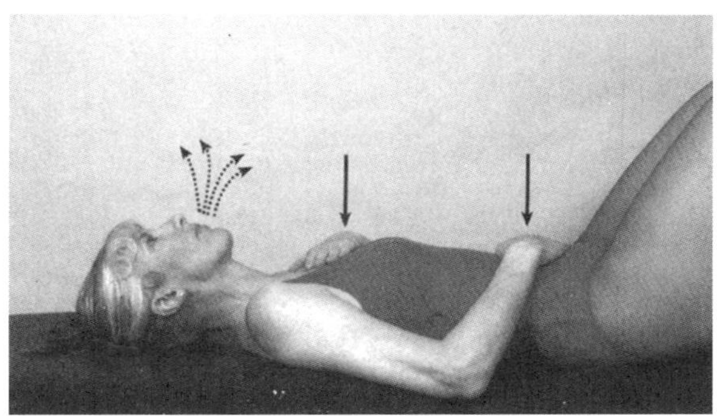

참고 근육들 Also See

- 10장, 등세모근(승모근)
- 15장, 깨물근(교근) (위성 통증유발점)
- 14장, 안면과 두피 근육들 (넓은목근과 목빗근에 의한 위성 통증유발점들)
- 11장, 목 뒤 근육들
- 13장, 관자근(측두근) (위성 통증유발점들)

결 론 Conclusion

어깨올림근, 큰가슴근, 목갈비근 및 복장근의 통증유발점들이 목빗근 통증유발점들을 활동성으로 있게 할 수 있기 때문에, 그래서 이들 근육에 완화시켜야 할 필요가 있는 통증유발점들이 있을 수 있다고 고려하는 것이 좋다. 그들이 직접적으로 두통 또는 측두하악관절(TMJ) 통증을 일으키지 않으므로, 위에서 언급한 통증유발점들의 아무 것도 이 책에서 다루지 않으나, 이 책의 자가-도움 기법으로 6~8주 후에도 두통이 줄어들지 않는다면, 이 근육들의 통증유발점들의 치료를 고려해 보아라. 이 책에서 다루지 않은 근육들의 자가-치료에 대한 안내를 이 책의 뒷 부분에 있는 자원과 다른 참고서적에서 찾아 보아라.

목빗근의 통증유발점들이 의심은 되나, 이 장의 자가-도움 기법으로 증상을 줄어들게 하지 못한다면, 부정형 안면 신경통, 삼차 신경통, 귓속의 문제로 인한 현기증, 메니에르 질환, 복장갈비관절(sternoclavicular joint)의 관절염 및 사경(wryneck: 근육 경련으로 목이 한쪽으로 틀어진 것) 같은 통증유발점들 이외의 원인들을 배제하기 위하여 의사를 찾아서 알아 볼 필요가 있다.

제 13 장

관자근(측두근)

Temporalis

관자근의 통증유발점들은 상당히 흔하다. 관자근의 압통은 통증유발점들을 암시할 수가 있으나, 압통이 없다 하더라도, 통증유발점들이 있을 수 있고 증상을 일으킬 수 있다. 잘 쓰지 않는 손의 둘째와 셋째 손가락의 중수지절 관절을 입 속으로 수직으로 넣어 보아라 — 둘이 들어가지 않는다면, 당신의 관자근과 깨물근(교근)에 통증유발점들을 갖고 있다.

턱이 비벼지거나 걸리는 소리를 만든다면, 디스크 부식(디스크의 완전한 소실로 인한 뼈끼리 닿음) 또는 관절염일 수가 있다. 이것은 완화되어지지 않은 오래된 통증유발점들이 일으킨 것일 수 있어서, 영구적인 손상이 생기기 전에 통증유발점들을 비활성화시키는 것이 중요하다. 측두하악관절의 평가를 위해서 전문가를 찾아볼 필요가 있다. 치과 처치 전에 입 속과 관자근의 통증유발점들을 확실하게 비활성화 시켜야 하는데, 당신의 교합이 통증유발점 시술로 인하여 변할 수도 있기 때문이다. (자세한 것은 4장의 "측두하악관절 기능장애의 자가-도움"을 보아라)

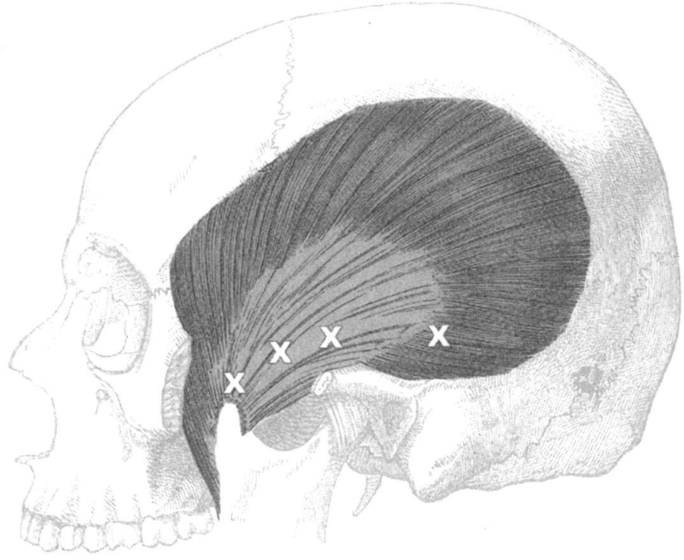

일반적인 증상들 Common Symptoms

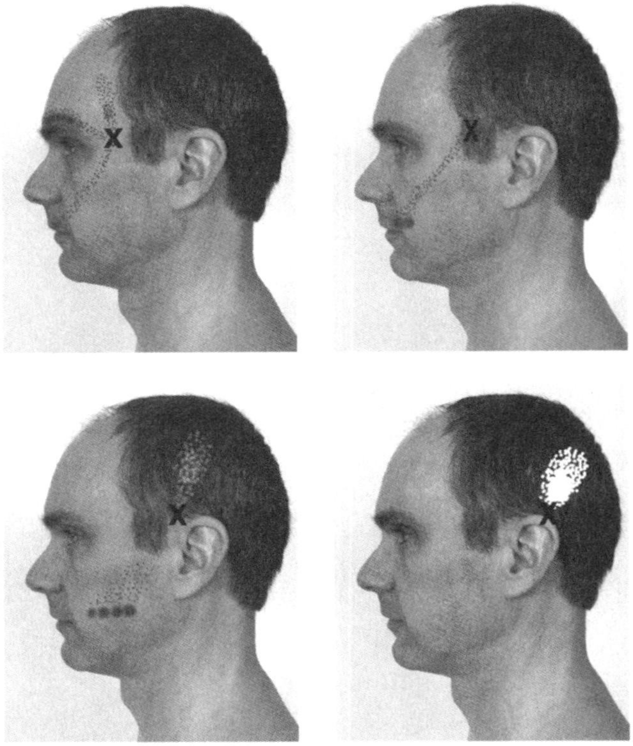

- 침범된 쪽의 옆머리와 귀 위와 눈썹 위에, 윗 치아로 연관통이 있을 수 있고, 때때로 얼굴과 턱 관절로 가는데 보통 두통이나 치통으로 느껴진다.
- 당신의 치아가 뜨거운 것과 찬 것에 민감해지거나 또는 아픔을 느낀다.
- 치아 배열(교합)이 맞지 않을 수 있다.
- 치아를 꽉 깨물기가 관자근 통증유발점들의 잦은 원인이지만, 또한 통증유발점들에 의해서도 생긴다.
- 당신의 턱이 입을 벌리거나 다물 때 지그재그로 움직인다.

가능한 원인과 지속인자들 Possible Causes and Perpetuators

자세 (Postural)

- 머리를 내민 자세

맞지 않는 가구 또는 옷 (Misfitting Furniture or clothing)

- 수술용 마스크, 호흡기 또는 얼굴에 꽉 맞는 어떤 것을 착용할 때

의학적 또는 구조적 문제 (Medical or Structural)

- 치과 치료를 받을 때처럼 오랫동안 입을 벌리고 있는 것
- 머리 옆 면을 바로 가격 당함
- 교합안정장치(bite splint) 없이 경추 견인(cervical traction)
- 만성 감염 또는 염증, 심지어는 감염과 염증이 소실된 뒤에도 그렇다
- 전신적 지속인자들, 엽산 부족, 갑상선기능저하증, 또는 낮음-정상 범위 내의 갑상선 호르몬의 혈장 수치(T3과 T4)

기타 (Other)

- 턱 꽉 깨물기 또는 치아 갈기
- 껌 씹기
- 치아가 조기 접촉하고 교합이 어긋남 (이것은 치과 치료 후에 나타나기 쉽다)
- 머리 옆의 찬 바람 쐬기, 차 창문을 통해서 또는 에어컨 바람 따위
- 등세모근과/또는 목빗근의 통증유발점들에 의한 위성 통증유발점들

도움이 되는 힌트 Helpful Hints

적절한 자세를 배우려면, 5장, 인체 역학의 "머리를 내민 자세"를 보아라. 영양 부족과 갑상선 기능 장애 같은 어떠한 전신적인 지속인자들을 확실히 평가하고 없애야 한다(6장과 7장에서 다룸). 엽산, 칼슘, 또는 마그네슘 부족이 치아를 가는 원인이 될 수 있다.

변위된 턱 디스크는 압박감을 만들어서, 압력을 줄이려는 의도로 교합을 덜 하게 만드는데, 그러나 이것 자체가 문제에 추가된다. 검사를 위해서 치과전문의를 찾을 필요가 있다. 껌 또는 잘 씹어지지 않거나 딱딱한 음식을 씹지 말아라. 꽉 끼는 어떤 종류의 얼굴 마스크를 하고 있다면, 주기적으로 벗고 턱을 스트레칭 한다.

몇몇 인체 비대칭은 고쳐져야 할 필요가 있는데 — 발꿈치 올림, 좋은 질의 교정용 깔창, 마사지, 또는 카이로프랙틱치료들의 방식에 상관이 없이 — 왜냐하면 이들 문제가 목 뒤 통증유발점들을 활성화시키고, 그것은 다시 입안과 주위의 근육들에 위성 통증유발점들을 만들기 때문이다. 구강 호흡 역시 코막힘 같은 원인을 교정해서 없앨 필요가 있다.

스카프를 두르거나 머리 옆을 덮는 모자를 써서 머리를 바람으로부터 보호해라. 당신의 옆 머리 부위나 얼굴 옆에 뜨거운 물수건을 대면 약간의 완화를 줄 수가 있다. 등세모근, 목 뒤 및 목빗근의 통증유발점들이 관자근의 통증유발점들을 활성화시키므로, 오래가는 완화를 얻기 위하여 이들 부위의 어떤 통증유발점들이라도 치료할 필요가 있을 것이다.

자가-도움 기법 Self-Help Techniques

압력 가하기 (Applying Pressure)

관자근 압력 가하기 (Temporalis Pressure)

손가락 끝을 사용해서, 당신의 옆머리와 귀 위의 부위에 압력을 가한다. 압통점에 압력을 가하면서, 턱을 천천히 벌리고 다문다. 다른 압통점으로 옮겨가서 턱을 천천히 벌리고 다문다. 머리 옆에 있는 압통점마다 반복을 한다.

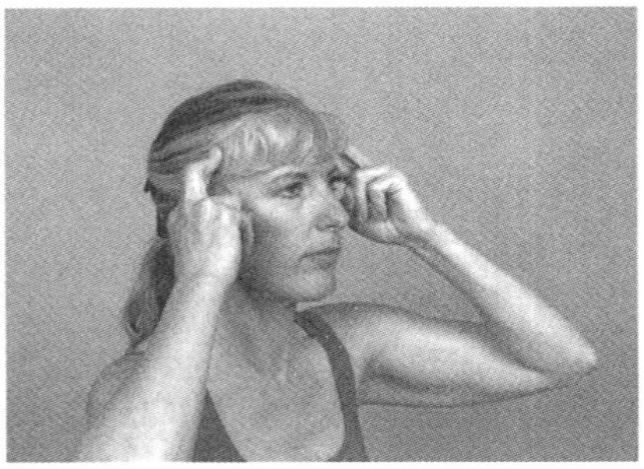
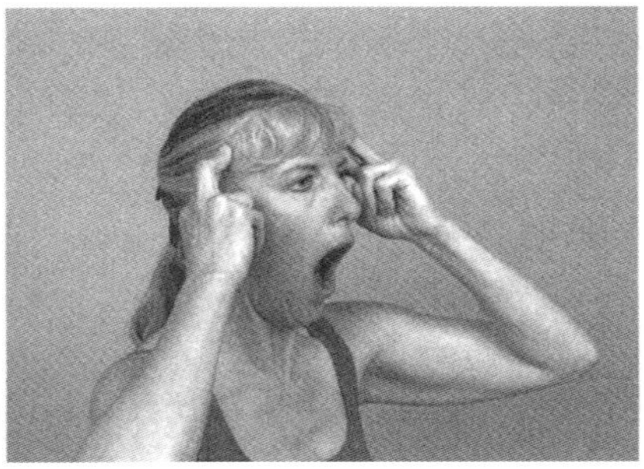
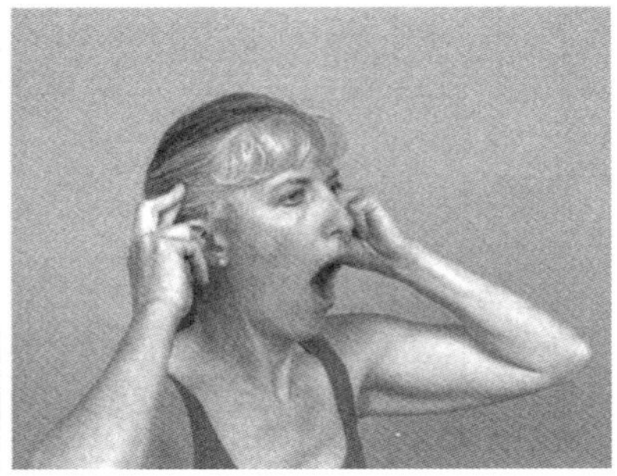

당신이 전체 근육을 확실하게 시술하려면 해부학 그림과 연관 양상 사진을 보아라. 그것은 당신 머리 옆의 대부분을 덮는다.

스트레칭 (Stretches)

입 크게 벌리기 (Yawning)

입을 크게 벌려서 관자근을 스트레칭 한다.

관자근 스트레칭 (Temporalis Stretch)

머리 옆에다 뜨거운 팩을 가한 후에, 위를 보고 눕는다. 검지를 당신의 아래 앞니 뒤에 넣고, 당신의 턱관절을 가로지르는 근육에 부드러운 스트레칭을 한다. 이것은 취침 바로 전에 하기가 좋은 스트레칭이다.

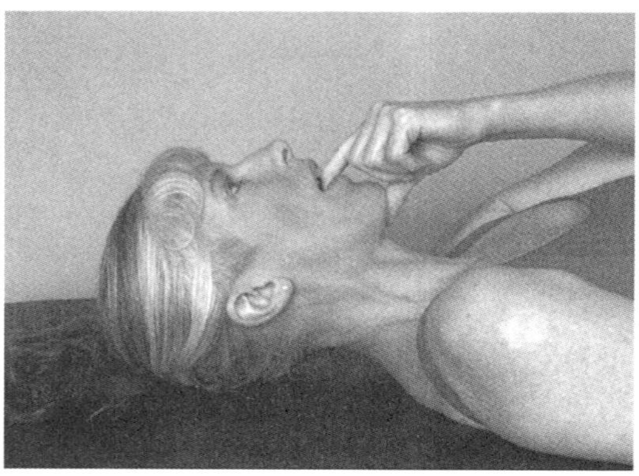
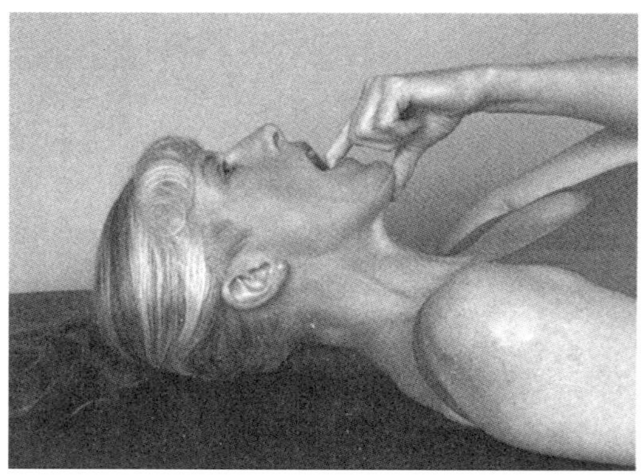

턱이 한쪽으로 틀어진다면, 다음 스트레칭을 추가해라. 왼쪽으로 틀어진다면, 당신의 오른 손가락을 윗치아 위를 덮는 오른 뺨 위에 놓고 왼손가락들을 왼쪽의 아래 턱에 놓는다. 아래 턱을 오른쪽으로 민다. 턱이 우측으로 틀어진다면, 반대 동작을 해라.

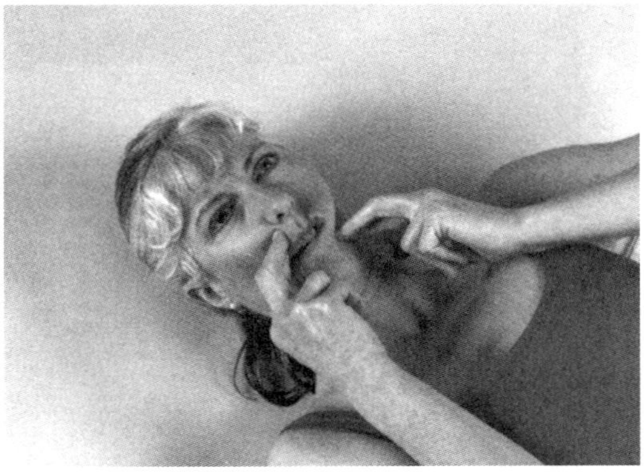

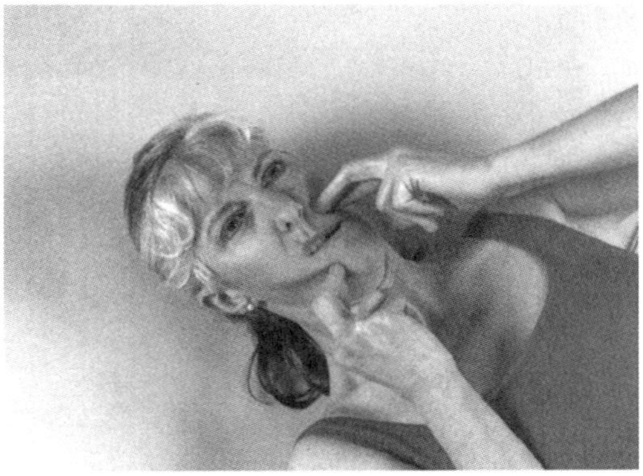

운동법 (Exercises)

관자근 운동법 (Temporalis Exercise)

일단 당신의 관자근 통증유발점들이 몇 주 동안 불활성화가 되었을 때, 컨디셔닝과 강화를 위하여 당신은 위의 스트레칭을 부드러운 저항을 만들면서 실행할 수가 있는데, 턱을 손가락에 대고 매우 살살 미는 것이고 동시에 당신의 턱을 반대 쪽으로 민다.

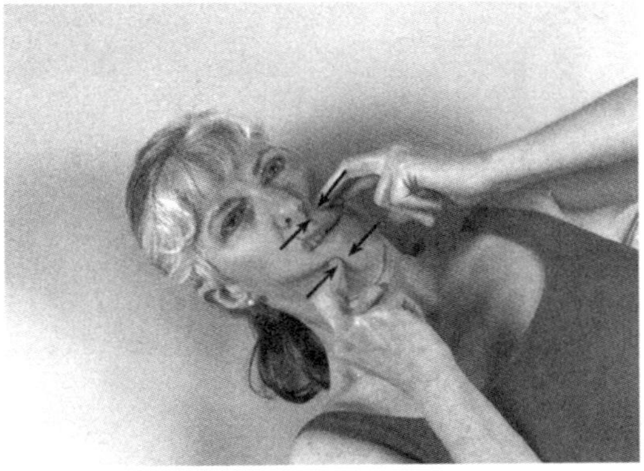

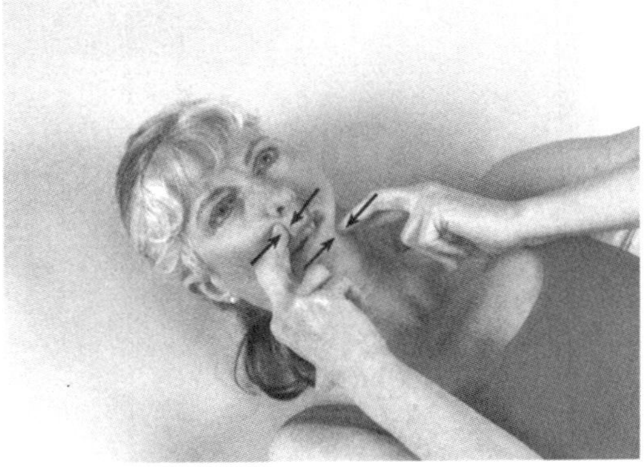

혀 굴리기 (Tongue Rolls)

혀 굴리기는 입 근육들을 이완하는데 도움이 된다. 이 운동의 완전한 교습은 5장, 인체 역학의 "근육의 오용" 항목을 보아라.

참고 근육들 Also See

- 10장, 등세모근(승모근) (근육의 상부)
- 12장, 목빗근(흉쇄유돌근)
- 15장, 깨물근(교근)
- 17장, 안쪽날개근(내측익돌근)
- 16장, 가쪽날개근(외측익돌근)

결 론 Conclusion

관자근 통증유발점들이 의심은 되나, 이 장의 자가-도움 기법으로 증상을 줄어들게 하지 못한다면, 치과의사 또는 TMJ 기능장애의 전문의를 찾을 필요가 있다. 편평한 교합 평면을 가진 교합 가드(guard) 또는 교합 안정장치(occlusal splint)가 도움이 되나, 다시, 우선적으로 이 부위의 몇몇 통증유발점들을 불활성화시키려고 노력을 해라. 그렇게 하면 당신의 교합을 바꿀 수가 있다. 또한 당신은 치과의사나 의사를 찾아가서 측두하악관절 내측 변위(displacement), 우식치아, 류마티스성 다발근육통증(polymyalgia rheumtica), 측두 동맥염(temporal arteritis), 또는 측두 건염(temporal tendinitis)들을 배제할 필요가 있다.

제 14 장

안면과 두피 근육들
Facial and Scalp Muscles

얼굴과 두피의 여러 근육들이 두통과 TMJ(측두하악관절) 통증을 일으키거나 관여할 수 있다: 눈둘레근(안륜근), 큰광대근(대관골근), 넓은목근(광장근), 볼근(협근), 이마근(전두근) 및 뒤통수근(후두근). 습관적인 얼굴 표정, TMJ 통증 또는 어떤 전신적인 지속 인자들로 인하여 이들 근육에 일차성 통증유발점들이 생성할 수 있다. 또는 등세모근과 목 근육이 연관한 증상에 의해서 위성 통증유발점들이 생긴다.

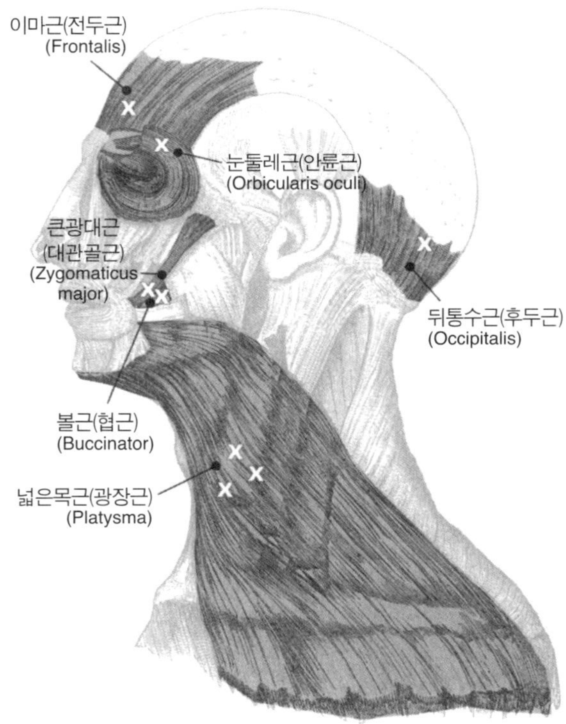

일반적인 증상들 Common Symptoms

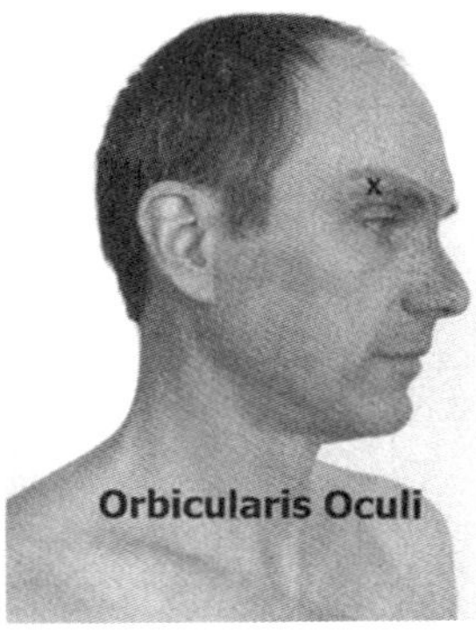

눈둘레근(안륜근) (Orbicularis Oculi)

- 눈둘레근에서 나온 연관은 눈썹 위로 그리고 내려가서 코까지 가고, 코를 넘쳐가서 윗입술까지 갈 수 있다.
- 눈을 꽉 감을 수가 없을 수도 있으며, 눈을 마르게 한다.
- 눈물이 적절히 흐르지 않을 수 있으며, 아래 눈꺼풀이 넘쳐 흐를 수 있다.
- 흑백이 센 글자를 읽을 때, 책 같은 것, 글자들이 점프하는 것처럼 보인다.
- 머리를 뒤로 기울이지 않고 올려 보기가 힘들 수 있는데, 눈꺼풀이 위로 많이 올라 가지 않기 때문이다.

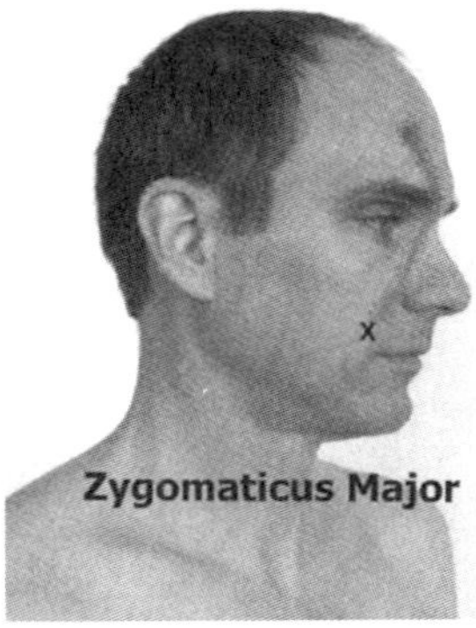

큰광대근(대관골근) (Zygomaticus Major)

- 큰광대근은 뺨 아래에서부터 위까지와 앞이마 속으로 통증을 연관한다.
- 미소 짓거나 웃기가 힘들 수가 있다.
- 정상보다 작은 10~20 mm 정도로 밖에 입을 벌리지 못할 수도 있다.

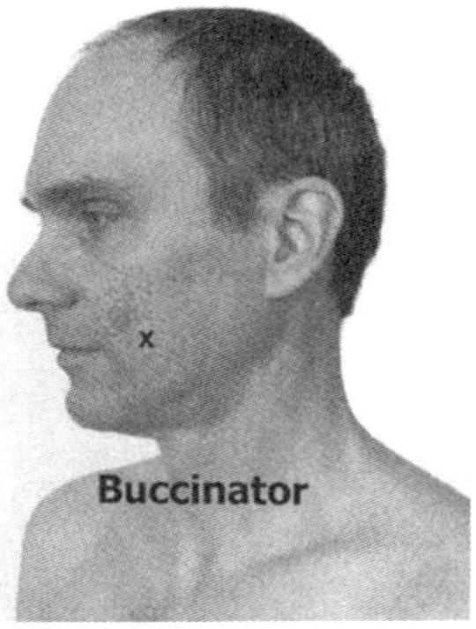

볼근(협근) (Buccinator)

- 볼근에서의 연관은 뺨뼈 밑으로 얕고 깊게 느끼며 씹는 것으로 악화된다.
- 휘파람을 불기 또는 관악기 연주가 힘들 수 있다.
- 삼키는 능력이 실제로 정상이라도, 삼키기가 어렵다고 느낄 수 있다.

이마근(전두근) (Frontalis)

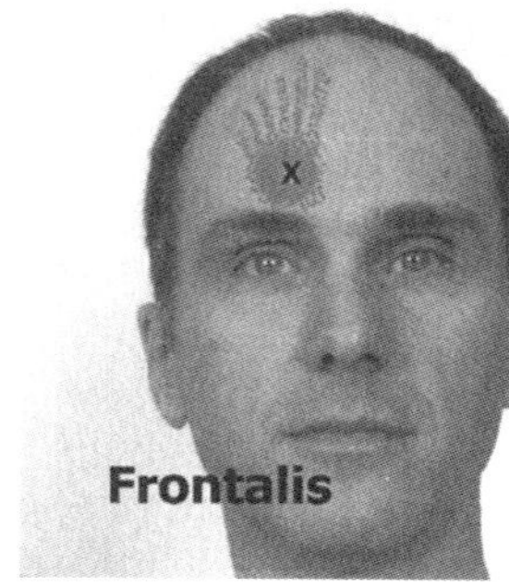

- 통증유발점 부위인 당신의 이마에 통증을 느낄 수 있다.
- 이마근의 중간 반의 통증유발점들은 눈확위신경(안와상신경)을 끼게 해서, 당신의 이마데 두통을 일으킨다.

뒤통수근(후두근) (Occipitalis)

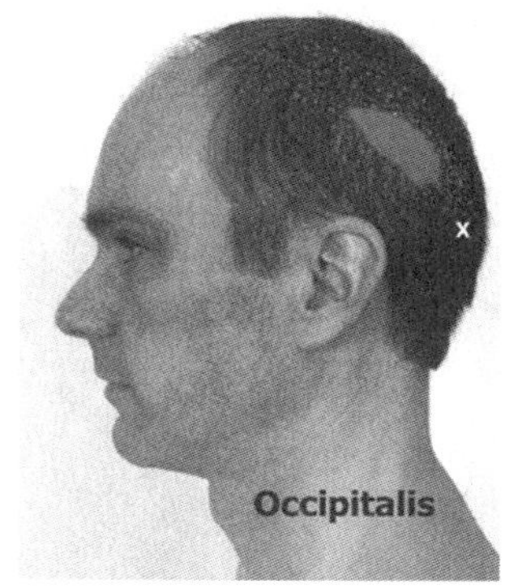

- 연관통은 편측성 두통을 일으킬 수 있다.
- 귀 꼭대기와 머리 꼭대기 사이에 통증이 있을 수 있다.
- 머리 속 깊이 통증이 있을 수 있으며, 그리고 눈 뒤 깊숙이, 귀속, 그리고 눈꺼풀 안에 강한 통증.
- 베개를 베고 누울 때 압력이 근육으로 가서 통증을 가질 수 있다.

넓은목근(광장근) (Platysma)

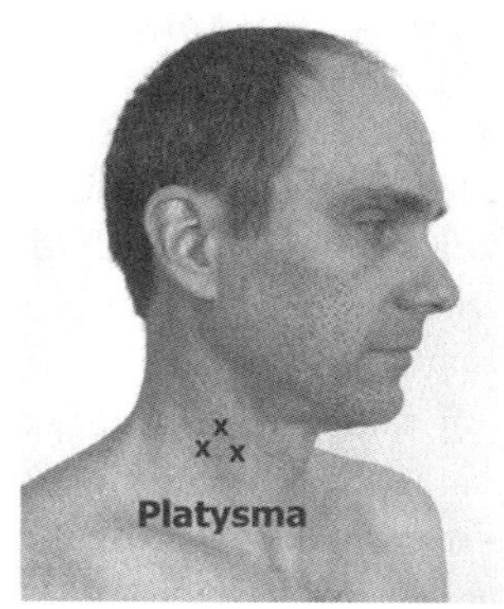

- 넓은목근은 뺨 위와 얼굴의 아래 부분을 바늘로 여러 군데를 쿡쿡 찌르는 듯한 이상한 통증을 연관한다. 빗장뼈 가까이에 있는 그것의 통증유발점들 중의 하나는 가슴의 전면을 가로지르는 찌르는 듯한 뜨거운 통증을 연관할 수 있다.

가능한 원인과 지속인자들 Possible Causes and Perpetuators

- 습관적인 얼굴 찡그림 또는 흘겨보기가 눈둘레근에 통증유발점들을 만들 수 있다.
- 목빗근의 복장가지에서 온 통증유발점들은 눈둘레근에 위성 통증유발점들을 만들 수 있다.
- 씹는 근육들의 통증유발점들이 하도 심해서 입을 벌리는 능력을 제한할 정도까지 되면, 광대근의 통증유발점들을 활성화시킨다.
- 볼근의 통증유발점들은 잘 맞지 않은 치과 장치에 의해서 활성화될 수 있는데, 예로, 교합 가드(bite guard)를 바꿀 필요가 있다.
- 이마근 통증유발점들은 목빗근의 빗장가지에서 연관한 위성 통증유발점들일 가능성이 많다. 그것들은 또한 눈썹을 자주 올리거나 이마를 주름지게 해서 생길 수도 있다.
- 눈둘레근 통증유발점들은 시야의 부조화 또는 녹내장으로 인한 흘겨보기 결과로 생긴다. 그것들은 목 뒤 근육들이 연관통을 보낸 위성 통증유발점들일 수도 있다.

도움이 되는 힌트 Helpful Hints

눈둘레근, 광대근 및 볼근의 통증유발점들에서 온 통증은 긴장성 두통이라고 자주 진단된다..그것은 또한 배제해야 할 필요가 있는 측두하악관절 기능장애(TMJ dysfunction)라고 잘못 진단되기도 한다.

이마근과 뒤통수근의 통증유발점들에서 온 통증 또한 긴장성 두통이라고 자주 진단된다. 또 목빗근, 두힘살근(뒷부분) 및 목널판근(목뒤 근육들 중의 하나)을 확인해야 하는데, 이들 근육의 통증유발점들이 당신의 이마 또는 뒷머리의 통증유발점들을 활성화시킬 수 있기 때문이다.

넓은목근의 통증유발점들은 목빗근 또는 사각근 또는 씹는데 사용되는 근육들의 통증유발점들 없이 존재하지 않으며, 그래서 그 근육들의 통증유발점들도 꼭 확인해야 한다.

오랫동안 같은 얼굴 표정을 만들지 말아야 하는데, 이마에 주름잡기, 눈썹 올리기, 또는 얼굴 찡그림 들이다. 당신은 아마도 당신이 그렇게 하고 있는 것을 모를 수 있는데, 그것을 알아차리는 훈련을 할 필요가 있다. 두피와 얼굴 마사지가 근육을 이완시키고 순환을 증가시키는데 도움이 된다.

자가-도움 기법 Self-Help Techniques

압력 가하기 (Applying Pressure)

눈둘레근 압력 가하기 (Orbicularis Oculi Pressure)

눈둘레근을 치료하려면, 당신의 검지 끝을 사용해서 눈 위의 뼈 위인 눈썹 밑을 누른다. 또한 엄지와 검지 사이로 근육을 꼬집고 말 수가 있다; 근육과 피부를 함께 확실히 잡을 수 있도록 가능한 한 뼈에 가깝게 꼬집어라.

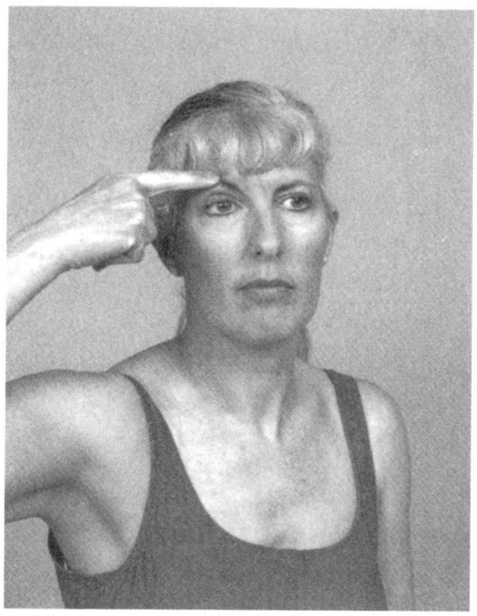

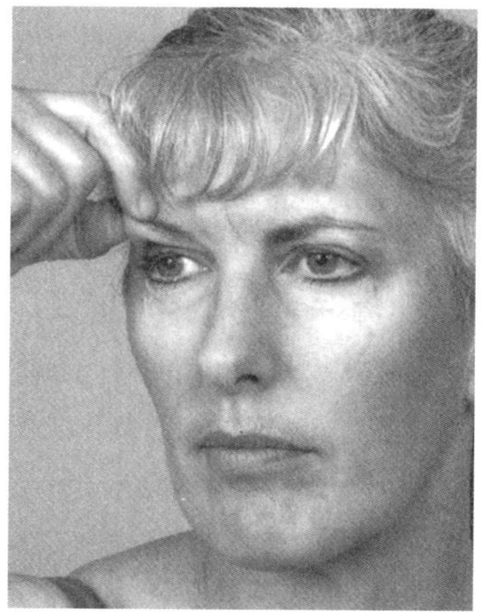

볼근과 큰광대근 압력 가하기 (Buccinator and Zygomaticus Major Pressure)

볼근과 큰광대근을 치료하려면, 반대 손의 엄지를 당신의 입 안에 넣고 검지를 입 바깥에 놓는다. 빰뼈의 아래 가장자리 바로 밑에서부터 아래로 내려 가서 당신의 턱 바닥 가까이 사이를 꼬집는다. 이것을 하면서 당신의 뺨을 바깥쪽으로 스트레칭 할 수도 있으며, 통증유발점들이 없어져 감에 따라서 당신의 입을 더 크게 벌린다.

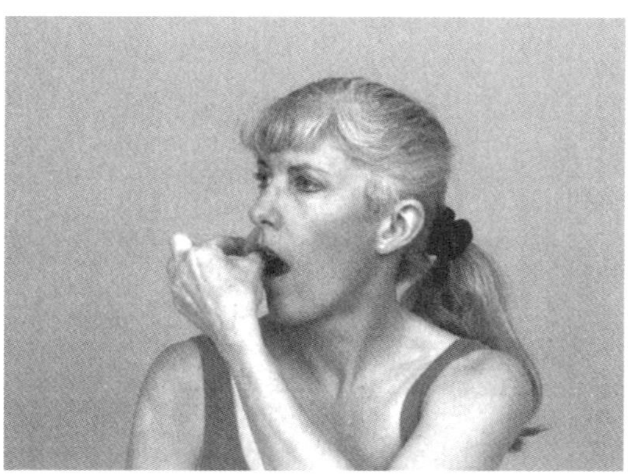

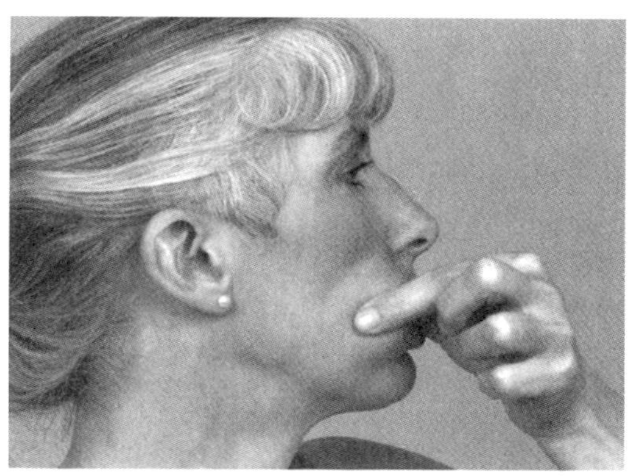

이마근 압력 가하기 (Frontalis Pressure)

손가락을 사용해서 이마의 이마근 통증유발점들을 누른다.

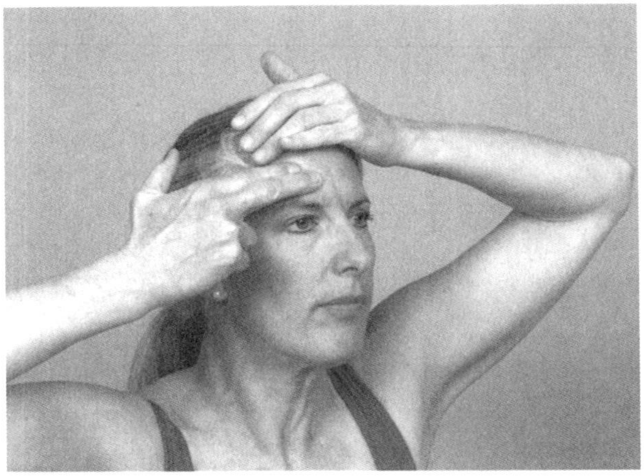

뒤통수근 압력 가하기 (Occipitalis Pressure)

손가락을 사용해서 뒤통수근이 있는 머리 뒤의 통증유발점들을 찾는다. 또한 테니스 공 위에 머리를 올려 놓을 수도 있다. 등을 대고 누워서, 테니스 공을 머리와 바닥 또는 침대 사이에 놓고, 머리를 그 위에 놓는다.

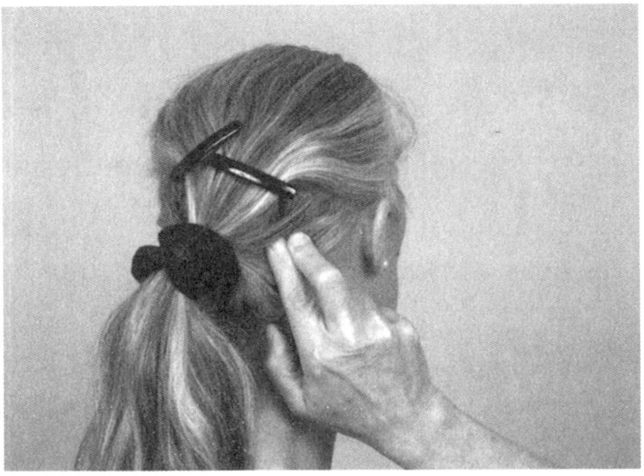

넓은목근(광장근) (Platysma)

목 앞의 근육들과 다른 구조들은 매우 민감해서, 숙련된 치료사에게 넓은목근을 치료하게 하는 것이 최상이다. 넓은목근의 통증유발점들은 흔하지 않다.

운동법 (Exercises)

혀 굴리기 (Tongue Rolls)

혀 굴리기는 입 근육들을 이완하는데 도움이 된다. 이 운동의 완전한 교습은 5장, 인체 역학의 "근육의 오용" 항목을 보아라.

참고 근육들 Also See

- 12장, 목빗근(흉쇄유돌근)
- 15장, 깨물근(교근)
- 16장, 가쪽날개근(외측익돌근)
- 17장, 안쪽날개근(내측익돌근)
- 18장, 두힘살근(악이복근)
- 10장, 등세모근(승모근)
- 13장, 관자근(측두근)
- 11장, 목 뒤 근육들 (목반가시근; 경반극근)

결 론 Conclusion

목갈비근(사각근)의 통증유발점들이 얼굴 근육들의 통증유발점들을 활동성으로 있게 할 수가 있고, 이들 근육에 완화시켜야 할 필요가 있는 통증유발점들이 있을 수 있다고 고려하는 것이 좋다. 그것들이 직접적으로 두통 또는 측두하악관절(TMJ) 통증을 일으키지 않으므로, 위에서 언급한 통증유발점들의 아무 것도 이 책에서 다루지 않으나, 이 책의 자가-도움 기법으로 6~8주 후에도 두통이 줄어들지 않는다면, 목갈비근들의 통증유발점들의 치료를 고려해 보아라. 이 책에서 다루지 않은 근육들의 자가-치료에 대한 안내를 이 책의 뒷 부분에 있는 자원과 다른 참고서적에서 찾아 보아라.

제 15 장

깨물근(교근)
Masseter

씹는데 주로 사용되는 강한 근육인 깨물근에는 통증유발점들이 매우 흔하다. 껌 씹기 또는 이갈이가 통증유발점들의 가능성을 증가시킨다. 치과 치료가 당신의 교합을 바꿀 수가 있고, 그래서 이것 역시 통증유발점들을 만들 수가 있다. 사랑니 발치 같은 오래 걸리는 시술이 특히 문제를 만들기 쉬운데, 입을 더 크게 벌리고 있어야(과신장) 하기 때문인데, 그것이 근육들에 손상을 주어서 통증유발점들을 시작하게 한다.

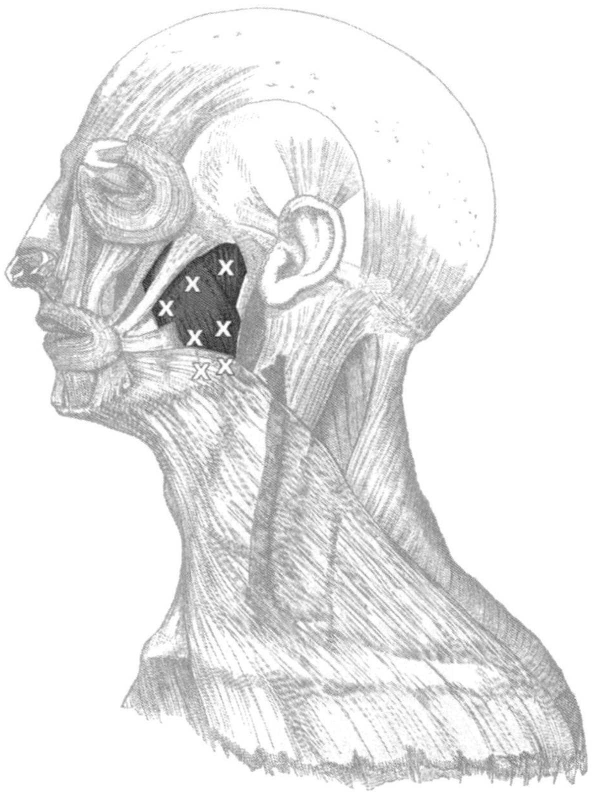

일반적인 증상들 Common Symptoms

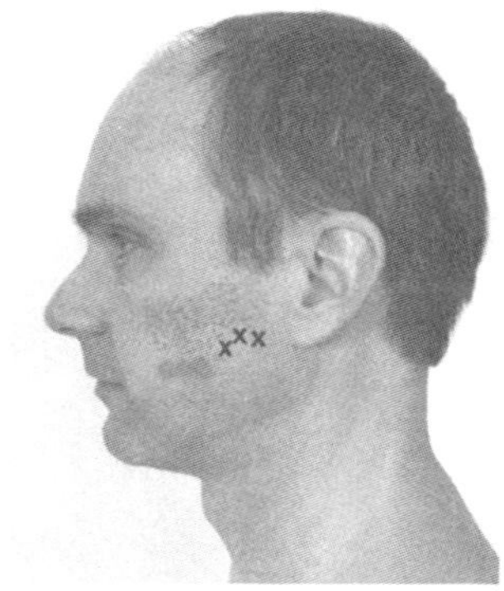

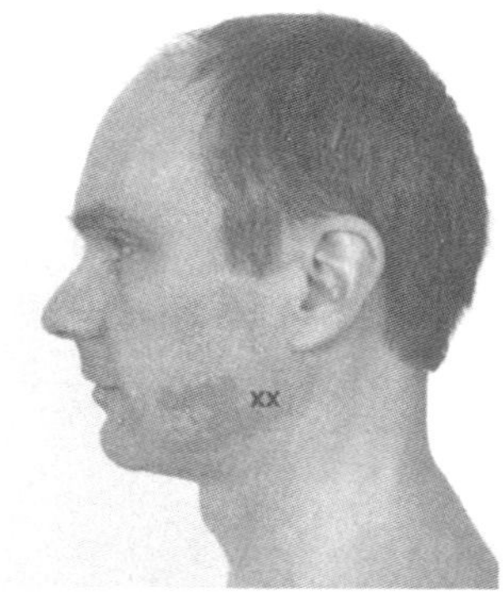

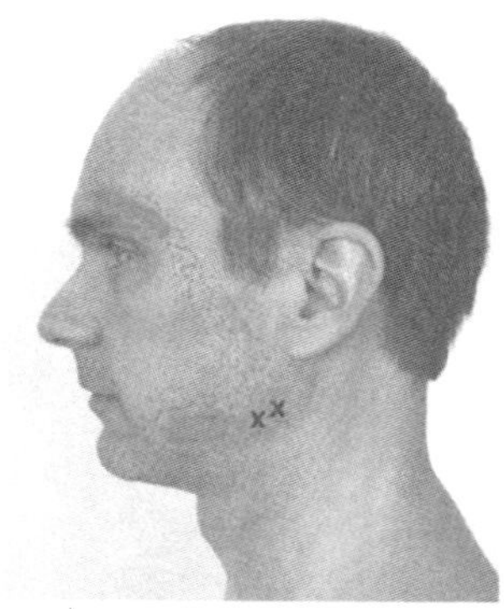

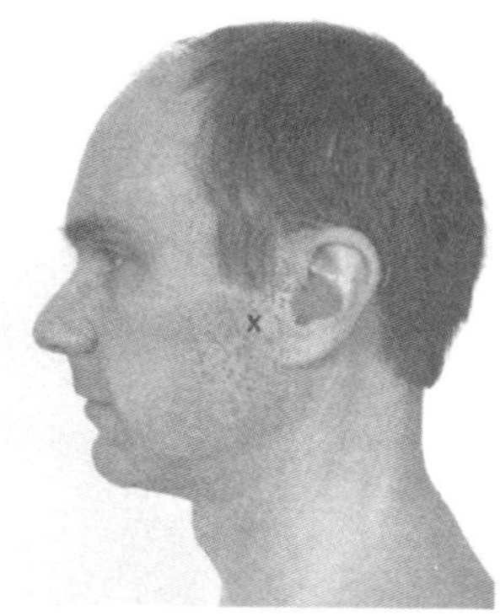

- 눈썹, 귀, 턱 관절, 입 및 뺨 부위로 통증을 연관한다.
- 당신의 위 또는 아래 어금니가 압력 또는 온도 변화에 민감해질 수 있다.
- 입을 벌리는데 힘이 들 수가 있다. (잘 쓰지 않는 손의 둘째와 셋째 손가락의 중수지절 관절을 앞니 사이로 수직으로 넣을 수 있어야만 한다)
- 입을 벌릴 때 턱이 한쪽으로 돌아가기도 한다.
- 당신은 귓속의 한쪽에 울리거나 다른 잡음이 있을 수도 있는데, 종종 낮게 울부짖는 것처럼 들린다. 그것이 양쪽에서 나타난다면, 그것의 강도의 변동은 한 쪽에서만 나타날 가능성이 있다(양쪽에서 나타나는 이명(tinnitus)에 비교해서, 이명은 통증유발점들이 아니며 어떤 투약 및 소음으로 인한 손상 같은 다른 요인들에 의해서 일어난다).
- 당신은 당신의 동(sinus) 부위에 동 감염 같은 것을 느낄 수 있다.
- 당신은 이환된 부위의 눈 아래가 부풀어오르기도 하는데 이는 눈 주위의 부위에 혈류가 제한되어서 생긴다.
- 당신의 눈꺼풀에 경련이 있을 수 있다.
- 깨물근은 긴장성 두통에 한 역할을 한다.

가능한 원인과 지속인자들 Possible Causes and Perpetuators

자세 (Postural)

- 머리를 내민 자세

의학적 또는 구조적 문제 (Medical or Structural)

- 갑상선 기능 저하
- 빈혈
- 비타민 부족(특히 B군)
- 전해질 불균형(소디움, 칼륨, 칼슘 및 마그네슘)
- 어떤 종류의 만성감염들 (그러나 특히 입 안이나 주위의)
- 구호흡 (mouth breathing)
- 치과 치료 동안 오래 입 벌리기(과신장) 같은 손상
- 사고로 인한 직접적인 손상

기타 (Other)

- 우울, 감정의 극심한 긴장, 또는 보통의 감정적 긴장 (아마도 가장 흔한 원인)
- 스트레스를 많이 받는 직업 또는 당신의 감정을 편하게 표현할 수 없는 관계 (예로, 화를 삼키거나 혀를 깨묾)
- 밤에만 갈아서 당신이 모를 수 있는 이갈이(bruxism)
- 치과 치료, 자연적인 변화 또는 닳은 의치 같은 교합의 변화
- 아기 때 엄지 빨기
- 껌 씹기
- 치아 사이에 담배 파이프 물고 있기
- 바느질할 때 끊임없이 실 깨물기
- 치아로 견과류 또는 얼음 부수기
- 목빗근 또는 상부 등세모근의 통증유발점들에서 오는 연관에 의해서 위성 통증유발점들의 활성화

도움이 되는 힌트 Helpful Hints

머리를 내민 자세를 덜 하고 올바른 자세를 배우려면 5장, 인체 역학의 "머리를 내민 자세"를 보아라. 껌을 씹지 말거나, 담배 파이프를 치아 사이로 물지 말아라. 오래 씹거나 딱딱한 것을 부수게 하는 음식을 피하라.

교합의 변화는 통증유발점들의 원인 또는 결과일 수 있으므로, 영구적인 치과 치료를 하기 전에 통증유발점들을 우선 파악하고 없애는 것이 최선이다. 교합 안정장치나 교합 가드는 교합을 바꾸는데 도움이 될 수 있거나, 최소한 치아를 가는 것을 막을 수 있다. 치과의사가 당신의 특이한 상황에 맞는 다른 해결책을 갖고 있을 수 있다. 통증유발점들과 TMJ 기능장애에 경험이 많고 시간을 내어 잘 맞는 교정 장치를 확실히 만들어 줄 치과의사를 찾아라. 이러한 장치가 잘 맞지 않는다면, 그들은 통증유발점들을 악화시키고 다른 관절 문제를 만든다. 오래 걸리는 치과 시술을 받아야만 한다면, 치과의사가 당신의 구강에 정기적으로 교합안정장치(rest breaks) 또는 바이트 블록을 기꺼이 만들어 줄 의사가 있는지 물어 보아라. 치료 약속 전 후에 적절한 자가-치료와 스트레칭을 해라.

입을 잘 못 벌리는 것은 다른 근육들의 통증유발점들 때문일 수 있다. 당신이 깨물근 또는 다른 구강 근육들에게서 통증유발점들을 찾을 수 없거나 그것들을 완화했으나 아직까지 입을 완전히 벌리지 못한다면, 목빗근과 등세모근의 통증유발점들을 찾아라.

구호흡(mouth breathing) 의 원인을 치료해라. 콧속의 폴립 또는 틀어진 격막 (septum)은 수술을 요할 수도 있다. 만성 상악동염 또는 알레르기는 침술, 허브, 또는 유사요법(homeopathic) 치료에 의하여 치료될 수도 있다. 따듯한 생리식염수로 당신의 콧속 통로를 적시는 것도 도움이 된다. 당신은 건강 식품 판매처에서 Neti Pot(코를 적실 수 있는 도구)를 사서 이것을 할 수가 있다. 문제의 원인에 따라서, 자연요법의사는 작고 부풀릴 수 있는 풍선으로 당신의 콧속 통로를 열어 줄 수가 있다. 조금 더 알려면 7장, 다른 지속 인자들의 "만성 감염"을 보아라.

모든 종류의 만성 감염은 가능한 최상으로 없애지고 조절되어야만 하고, 다른 의학적 및 영양소의 지속인자들도 마찬가지다. 의사나 자연요법사를 찾아가서 당신이 갑상선 기능저하, 빈혈, 비타민 부족, 또는 전해질 장애인지를 검사 받아 보아라. 칼슘, 마그네슘, 칼륨, 또는 소디움의 부족은 보충제(supplements)로 쉽게 치료되는데, 그들은 보통 한 두 주 내에 증상을 없애 준다.

정서적 요인 때문에 치아를 간다면, 상담원을 찾아서, 이완과 극복 테크닉을 배우고, 딴 방법으로 스트레스를 감소시킬 수 있는 것이라면 무엇이던지 시술하여라.

자가-도움 기법 Self-Help Techniques

압력 가하기 (Applying Pressure)

깨물근 압력 가하기 (Masseter Pressure)

당신이 시술하는 반대 손을 사용해서, 엄지를 입 속으로 넣되 잇몸 바깥 쪽에 위치 시킨다. 일단 엄지가 자리를 잡으면 턱의 힘을 빼라. 검지와 중지로, 뺨의 바깥쪽을 누르고, 손가락과 엄지 사이로 깨물근을 꼬집는다. 턱의 아래에서부터 뺨뼈까지 전체와 뒤로는 귀까지 전체를 확실히 시술한다. 무엇을 목표로 하는지를 알려면, 이 장의 처음에 있는 근육의 해부학 그림을 참조해라.

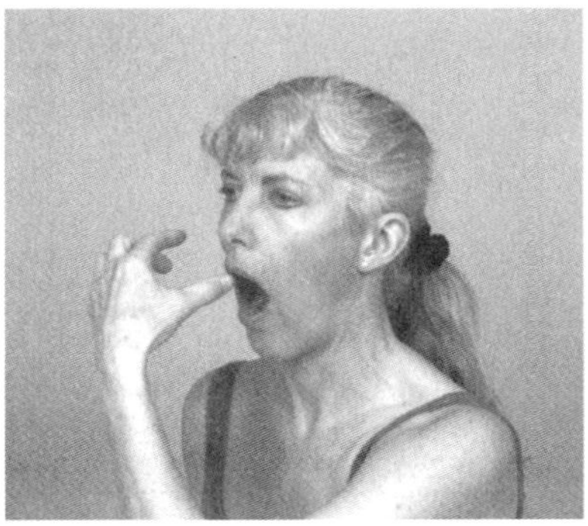

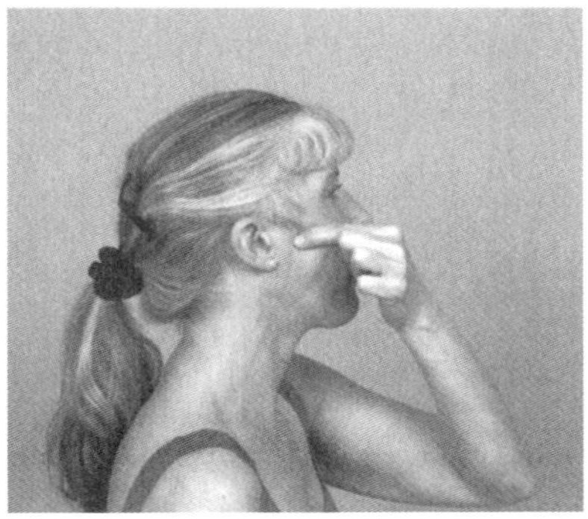

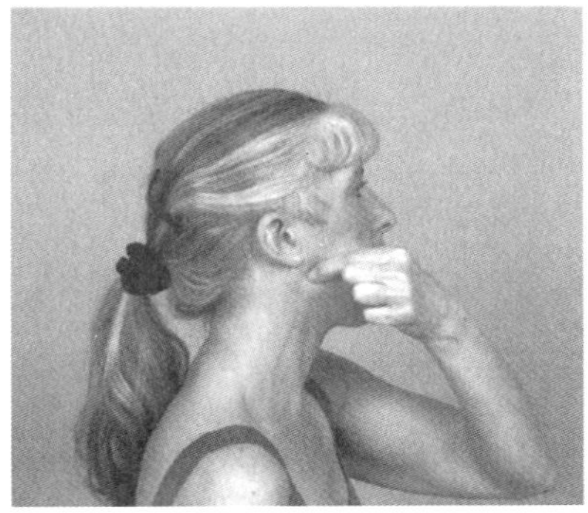

스트레칭 (Stretches)

구강 스트레칭 (Mouth Stretch)

가능하다면 뜨거운 물에 적신 타월로 얼굴을 덥힌다. 한 손은 이마에 대고, 턱을 앞으로 아래로 부드럽게 당기기 의해서 다른 손의 두 손가락을 사용한다. 여덟까지 세고 그 다음 힘을 뺀다. 5~6번 반복한다.

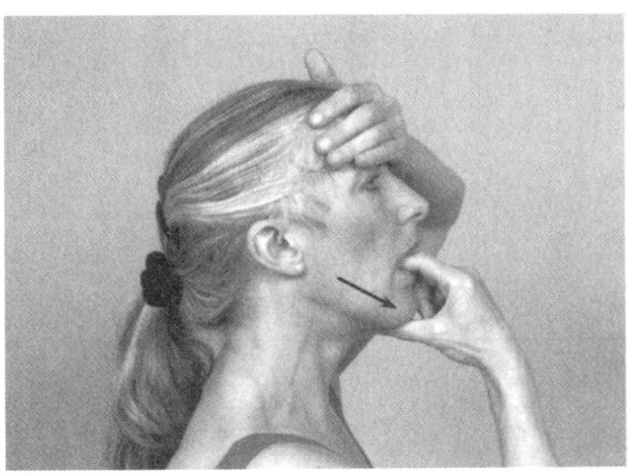

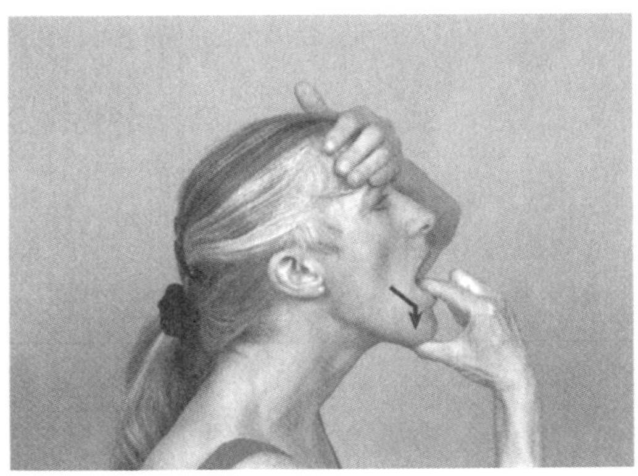

운동법 (Exercises)

혀 굴리기 (Tongue Rolls)

혀 굴리기는 입 근육들을 이완하는데 도움이 된다. 이 운동의 완전한 교습은 5장, 인체 역학의 "근육의 오용" 항목을 보아라.

입 크게 벌리기 (Yawning)

입 크게 벌리기는 깨물근을 스트레칭하고 컨디셔닝 하는데 좋은 운동법이다.

참고 근육들 Also See

- 13장, 관자근(측두근) (위성 통증유발점들)
- 17장, 안쪽날개근(내측익돌근) (위성 통증유발점들)
- 12장, 목빗근(흉쇄유돌근)
- 14장, 얼굴과 머리덮개근육들 (위성 통증유발점들)
- 10장, 등세모근(승모근)

결 론 Conclusion

깨물근의 통증유발점들이 의심은 되나 이 장의 자가-도움 기법으로 증상을 완화시킬 수 없다면, 치과의사를 찾아서 치아 또는 턱 관절 디스크가 문제인지를 알아 보아라. 경련 때문에 턱을 벌릴 수가 없다면, 의사를 찾아서 여러 종류의 감염 또는 종양을 확인해야만 한다.

제 16 장

가쪽날개근(외측익돌근)
Lateral Pterygoid

가쪽날개근의 통증유발점들은 제대로 추적할 수 없는 턱의 잦은 원인이어서 측두하악관절 기능장애로 귀결이 된다. 치과의사들은 이 문제의 해결에 보통 관절이나 치아에 초점을 맞춘다. 그러나, 근육들의 통증유발점들에 의한 문제이므로 이것은 별 효과가 없다.

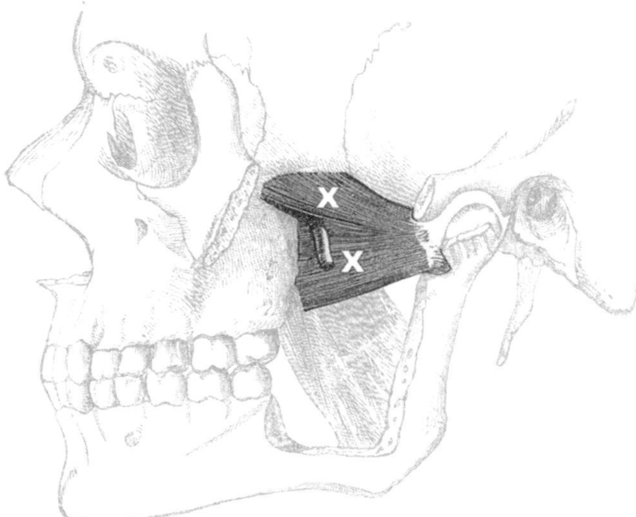

일반적인 증상들 Common Symptoms

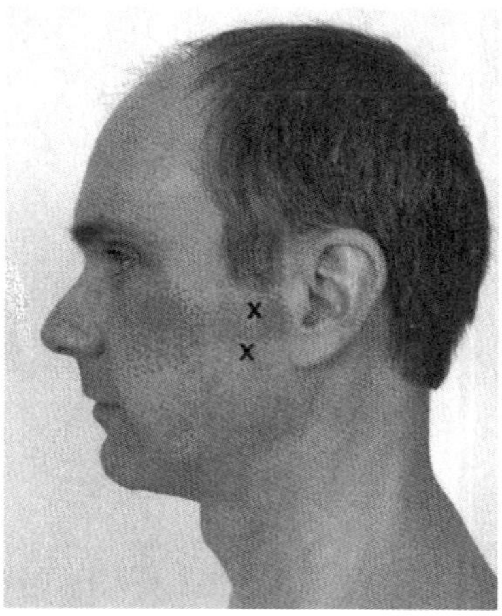

- 측두하악관절 속 깊숙이 그리고 뺨에 연관통이 나타난다.
- 씹을 때 통증이 있기도 한다.
- 아마도 알아채지 못하겠지만, 작은 양의 운동 범위의 손실이 있을 수 있다.
- 턱이 입을 벌리거나 다물 때 떨릴 수 있으며, 보통 통증유발점들이 있는 쪽에서 멀어지게 틀어진다.
- 한쪽 또는 양 쪽 귀에 이명(귀가 울림; tinnitus)이 있을 수 있다.
- 코가 흐를 수 있는데, 당신이 연관통을 동(sinus) 통증이라고 묘사할 수 있기 때문에, 상악동염이라고 잘못된 진단이 내려질 수 있다.
- 통증유발점들이 치아의 조기 접촉의 원인 또는 결과일 수가 있는데, 이는 치아 한 두개가 다른 것들이 닿기 전에 닿는 것을 말한다.
- 협신경(buccal nerve)이 끼게 되면, 당신의 뺨이 기묘하게 얼얼하거나 마비가 생길 수 있다.

가능한 원인과 지속인자들 Possible Causes and Perpetuators

자세 (Postural)

- 머리를 내민 자세

의학적 또는 구조적 문제 (Medical or Structural)

- 측두하악관절에 퇴행성 관절염(그것은 통증유발점들의 원인일 뿐만 아니라, 그 자체가 가쪽날개근의 통증유발점들에 의해서 만들어지기도 한다.)
- 한쪽 다리가 짧음.
- 한 쪽이 짧기 때문에 편평하지 않은 좌골
- 비타민 B 부족, 특히 엽산

활동 (Activities)

- 관악기 또는 바이올린의 연주

기타 (Other)

- 정서적 긴장, 불안 및 스트레스
- 목빗근의 통증유발점들
- 이갈이(bruxism)
- 껌 씹기 또한 과도한 손톱 물어뜯기
- 치아의 조기 접촉
- 아기 때 엄지 빨기

도움이 되는 힌트 Helpful Hints

거울을 본다. 당신의 혀 끝을 할 수 있는 만큼 입천장의 뒤로 보낸 채로 입을 벌린다. 위에서 말한 증상을 갖고 그리고 턱이 똑바로 벌어지면, 가쪽날개근이 주범이다. 턱이 지그재그로 벌어진다면, 입 안팎의 다른 근육들 역시 관여했을 수 있으며, 측두하악관절 자체에 문제를 갖고 있을 수 있고, 가쪽날개근은 관여되거나 안되거나 할 수 있다. 교합 안정장치(occlusal splint)를 잘 맞게 할 필요가 있을 지도 모른다. 당신의 치과의사를 찾아가라. 턱 관절 자체에 퇴행이 없다면, 침술이 TMJ 문제에 매우 좋다. 비록 당신이 퇴행성 또는 관절염을 가졌다 하더라도, 침술은 통증에 도움이 되지만 그것은 관절을 원래 상태대로 돌려보내지는 못한다.

올바른 자세를 배우려면, 5장, 인체 역학의 "머리를 내민 자세"를 보아라. 다리 길이 또는 좌골의 크기의 어떤 비대칭을 평가해보고, 필요 시 교정 수단을 받아라. 엽산과 함께 좋은 비타민 B를 섭취해라. 껌을 씹지 말거나, 오래 씹거나 딱딱한 음식을 피해라. 목빗근은 가쪽날개근에 위성 통증유발점들을 만들게 하므로 그 근육의 통증유발점들을 확인해 보아라. 정서적인 요인이 당신의 치아를 갈게 만든다면, 상담원을 찾아가서, 이완과 극복 테크닉을 배우고, 그리고 다른 방법으로 스트레스를 감소시킬 수 있는 것이라면 무엇이던지 시술을 하여라.

자가-도움 기법 Self-Help Techniques

압력 가하기 (Applying Pressure)

가쪽날개근 압력 가하기 (Lateral Pterygoid Pressure)

당신의 검지를 사용해서, 손가락을 당신의 뺨과 당신의 윗니 어금니 사이에 놓아라. 뒤로 계속 미끄러져 가는데, 최후방 어금니 뒤로, 그리고 코 쪽으로 눌러라. 전체 근육에 도달할 수는 없으므로, 당신이 그것의 통증유발점들 전체를 자가-치료로 없애는 것이 불가능하다. 그렇게 하기 위해서 통증유발점들 주사 또는 침술에 정통한 누군가의 도움이 필요할 수 있다.

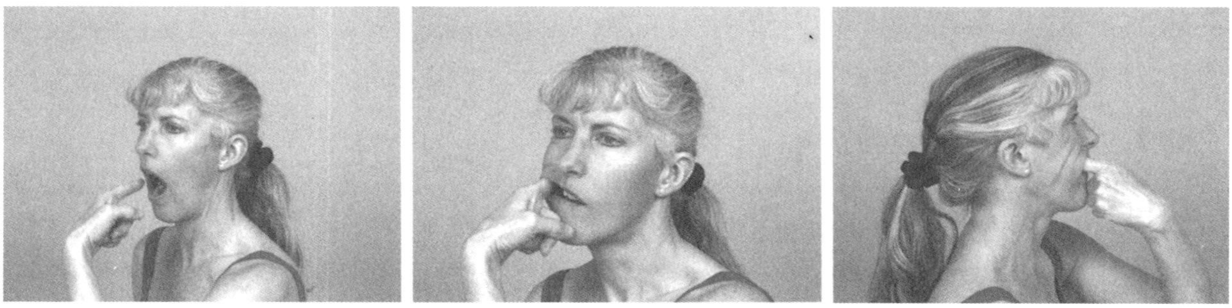

스트레칭 (Stretches)

가쪽날개근 스트레칭 (Lateral Pterygoid Stretch)

뺨에 핫팩을 도포한 후에, 누워서 머리를 교정시킬 수 있는 받힘대에 올린다. 턱을 편하게 하고, 손가락으로 당신의 턱을 부드럽게 뒤로 밀며 당신의 아래턱을 좌우로 부드럽게 천천히 이쪽 저쪽으로 흔든다.

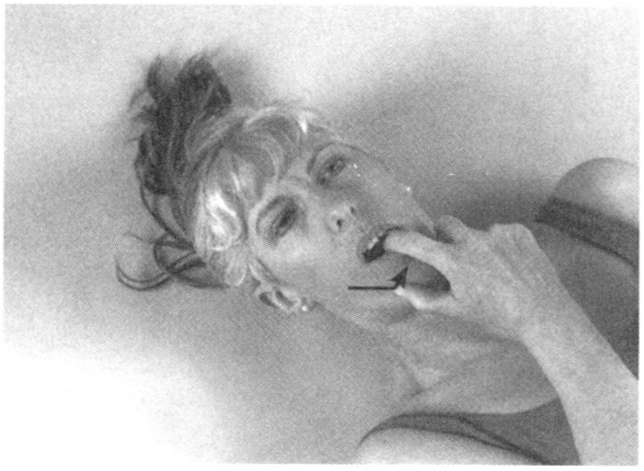

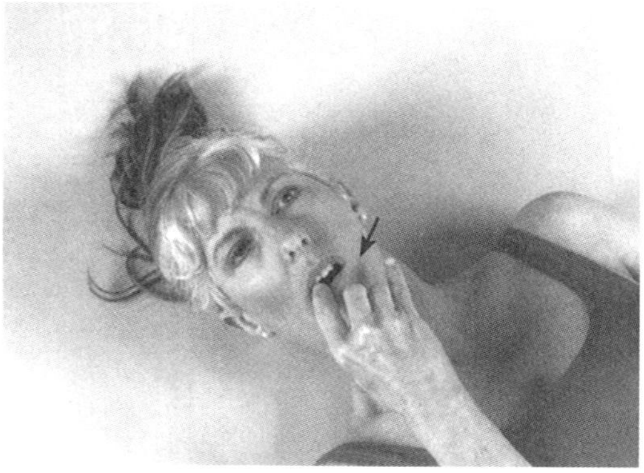

그 다음, 아래 턱을 바깥쪽으로 밀면서 운동 범위를 몇 초 동안 늘리고, 그 다음 손가락의 도움이 없이 가능한 많이 뒤로 당긴다.

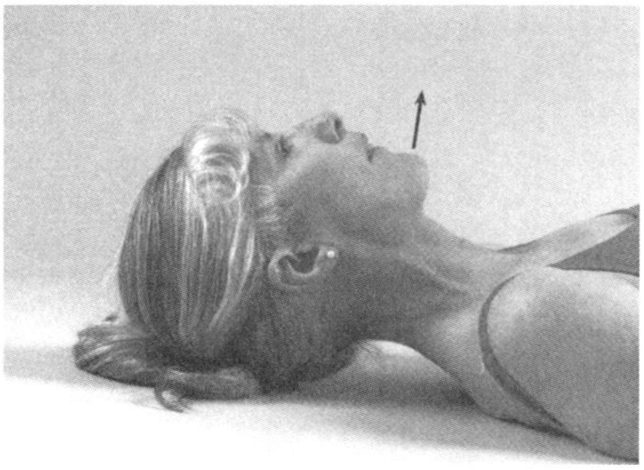

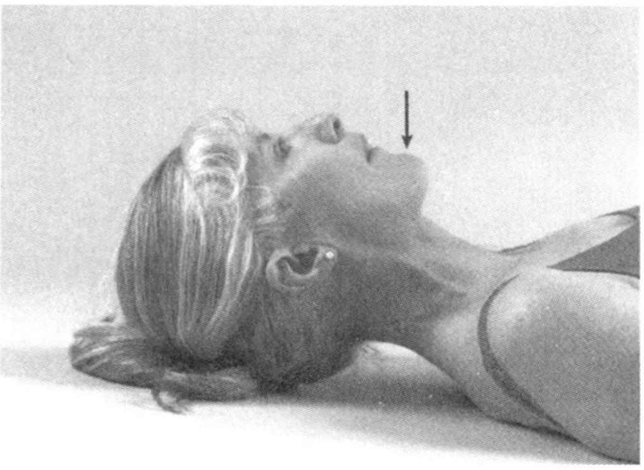

마지막으로, 검지를 아래 치아 안쪽에 넣고 엄지를 아래턱 밑에 대고, 부드럽게 아래로 앞으로 당긴다.

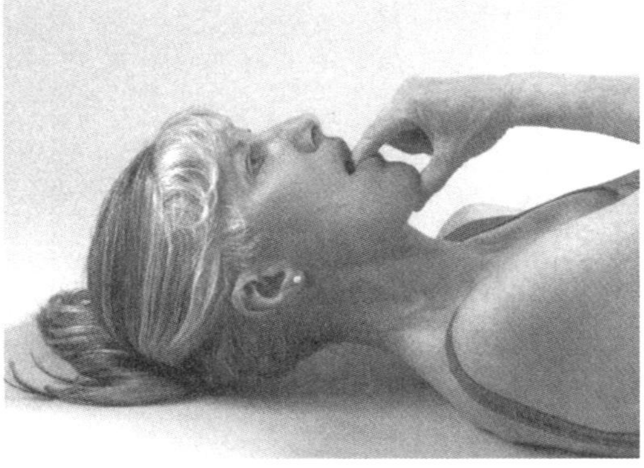

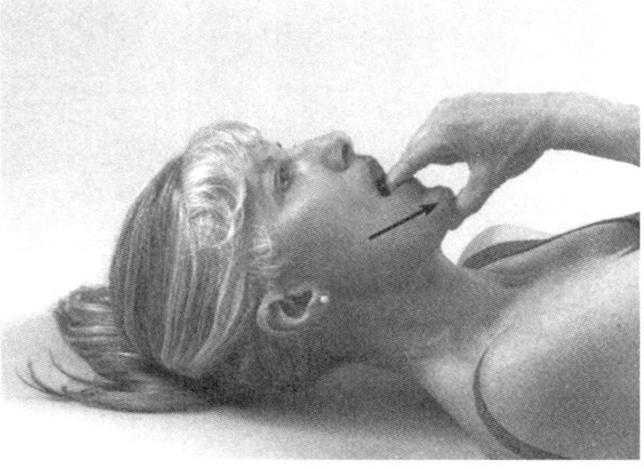

운동법 (Exercises)

가쪽날개근 운동법 (Lateral Pterygoid Exercise)

일단 가쪽날개근 통증유발점들이 몇 주 동안 비활성화 된 후, 위의 가쪽날개근 스트레칭에 저항을 더한다. 턱을 좌우로 움직일 때, 부드러운 압력을 손가락으로 받힌 턱에 가하는데 이렇게 하는 동시에 손가락을 사용해서 턱을 반대 방향으로 움직인다.

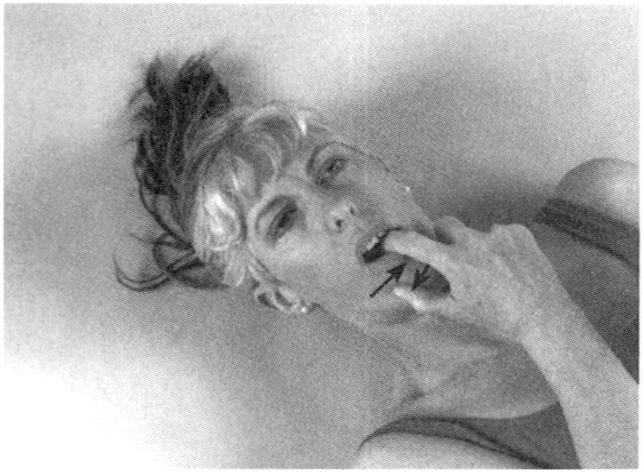

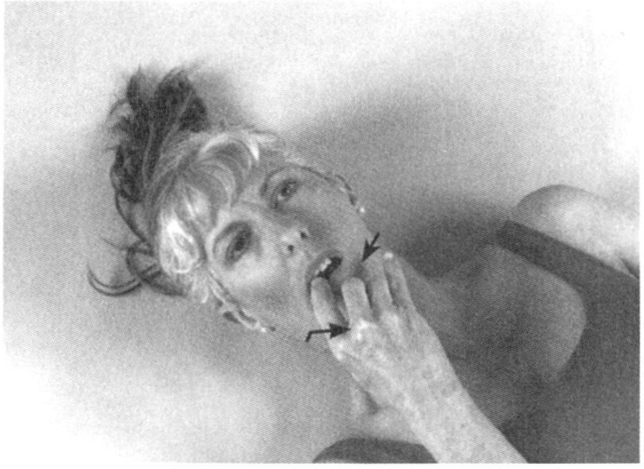

턱을 바깥쪽으로 내밀 때, 턱 끝에 댄 한 손으로 약간 버티는 힘을 준다.

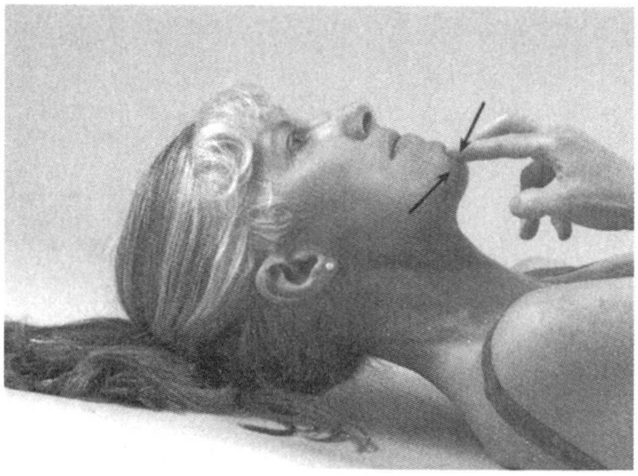

혀 굴리기 (Tongue Rolls)

혀 굴리기는 입 근육들을 이완하는데 도움이 된다. 이 운동의 완전한 교습은 5장, 인체 역학의 "근육의 오용" 항목을 보아라.

참고 근육들 Also See

- 17장, 안쪽날개근(내측익돌근)
- 15장, 깨물근(교근)
- 12장, 목빗근(흉쇄유돌근)

결 론 Conclusion

가쪽날개근 통증유발점들에서 온 연관통이 측두하악관절에서 온 통증과 혼동이 될 수가 있으나, 그것은 관절 염증을 만드는 더 강렬한 국소적인 압통을 갖지 않는다. 또한 그것은 삼차신경통(tic douloureux)의 경련하는 전기가 오는 듯한 통증을 갖지 않는다. 연관통은 보다 쑤시는 경향이 있고, 통증유발점들 치료에 의해서 완화될 수 있는데, 다른 원인들은 통증유발점들 처치로 안된다. 어떤 종류의 치과 처치를 받기 전에 최소한 몇 주 동안 이 근육의 시술을 확실히 해라.

제 17 장

안쪽날개근(내측익돌근)
Medial Pterygoid

안쪽날개근의 통증유발점들 만으로는 두통을 일으킬 가능성이 적다. 그러나, 그들이 다른 씹는 근육들과 목의 근육들의 통증유발점들과 함께 나타나면, 그들은 TMJ 문제에 관여를 할 수 있고 간접적으로 두통을 일으킨다. 근육은 아래 턱의 뒤에 위치하는데, 명백히 볼 수 있도록 해부학 그림의 아래턱 일부가 잘려졌다.

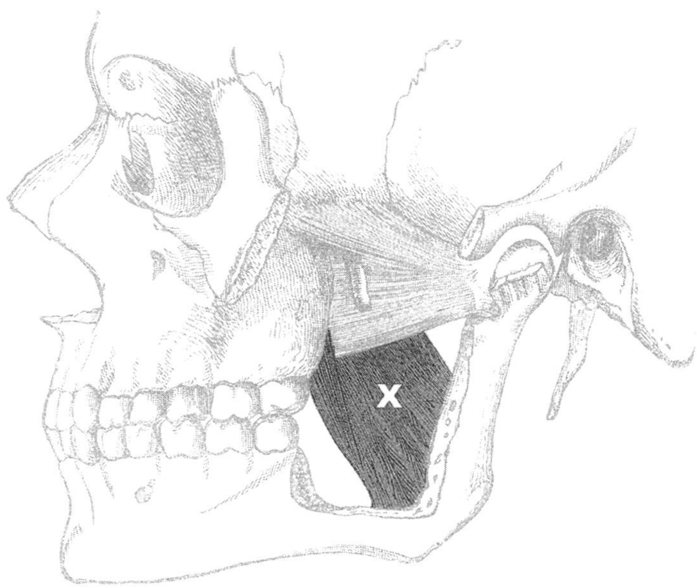

일반적인 증상들 Common Symptoms

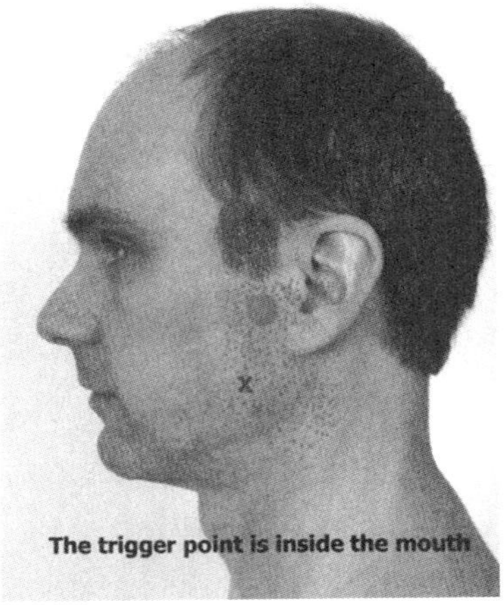

- 통증이 입 뒤쪽, 혀 및 목구멍; 턱 관절 밑과 주위; 그리고 귓속으로 연관된다.
- 삼키기가 어렵거나 통증이 있을 수가 있다.
- 목이 아픈 느낌을 가질 수가 있다.
- 턱을 벌릴 때 아프거나 약간의 제한이 있다.
- 씹거나 깨물 때 통증을 겪을 수 있다.
- 안쪽날개근 통증유발점들이 유스타키오관을 여는 다른 근육들을 방해한다면 귀가 막히는 느낌이 올 수가 있다.
- 일반적으로 당신의 잘 쓰지 않는 손의 둘째와 셋째 중수지 관절을 당신의 앞 치아 사이로 가까스로 넣을 수 있을 것이다; 정상적으로는 당신의 입은 거의 세 개의 관절이 충분히 들어가도록 벌려져야만 한다.
- 오직 한 쪽만 통증유발점을 가졌다면, 입을 벌릴 때 턱은 같은쪽 또는 반대쪽으로 틀어질 수 있다. 이러한 틀어짐은 주로 움직임의 끝에서 나타난다.

가능한 원인과 지속인자들 Possible Causes and Perpetuators

자세 (Postural)

- 머리를 내민 자세

기타 (Other)

- 가쪽날개근의 통증유발점들
- 이갈이 또는 치아 꽉 물기
- 유아기 이후 엄지 빨기
- 껌 씹기
- 부적절한 교합 배열 (그것은 통증유발점들의 원인일 뿐만 아니라, 그 자체가 안쪽날개근의 통증유발점들에 의하여 만들어질 수 있다.
- 불안, 우울 및 정서적 긴장

도움이 되는 힌트 Helpful Hints

첫째, 모든 입 근육과 목 근육의 통증유발점들을 없애려고 노력을 한다. 당신이 삼키는 것이 힘들다면, 당신의 목빗근과 두힘살근의 통증유발점들을 확인해 보아라. 치아를 꽉 문다면, 치과에 가서 교합 가드를 맞춰라. 교합이 틀어져서 그것 때문에 치아가 조기 접촉을 만든다면, 교합 안정장치(splint)를 껴 보아라. 그러나 당신이 치과에서 만든 장치를 끼기 전에 입 안과 주위 근육들의 통증유발점들을 불활성화시키는 노력을 해라. 일단 그것들이 비활성화 된다면, 교합은 바뀔 수도 있다. 또한, 당신의 턱이 조절을 필요로 할 수 있으므로, 카이로프랙틱이나 정골요법 치료를 생각해 보아라.

턱에 압력을 주기 않는 베개를 구입해라. 이들은 보통 카이로프랙틱 시술소에서 살 수가 있을 것이다.

어떤 만성 영양 부족들을 치료해라, 왜냐하면 이것들이 치아를 꽉 깨물거나 갈게 만들 수가 있다. 불안, 긴장 및 우울의 원인을 찾아서 없애라. 상담, 이완과 극복 테크닉 및 다른 자가-도움 시도를 고려해라. 침술이 도움이 될 수도 있는데, 그것은 TMJ 문제와 정서적 긴장에 매우 성공적이다.

위의 제안과 통증유발점 치료가 듣지 않는다면, 치과의사에게 가서 당신의 교합을 조절할 필요도 있는데, 그러나 이것은 비가역적이기 때문에 마지막으로 해야만 할 것이다.

자가-도움 기법 Self-Help Techniques

압력 가하기 (Applying Pressure)

안쪽날개근 압력 가하기 (Medial Pterygoid Pressure)

안쪽날개근 통증유발점들이 있는 반대편 손의 검지를 사용해서, 입 안에 넣고, 치아의 안쪽으로, 그리고 윗니 어금니의 뒤 안쪽으로 계속, 턱 관절 바로 뒤까지 간다. 어금니 뒤의 연부조직을 따라 입 바닥까지 아래로 쓸어 내린다. 어떤 압통을 만나면 누르면서 유지한다. 이렇게 하는 것이 토할 것 같다면, 심호흡을 하고 당신이 통증유발점들을 치료하는 동안 숨을 멈춰라.

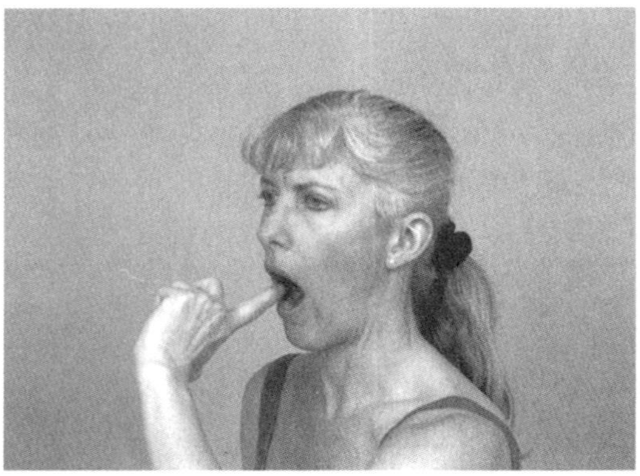

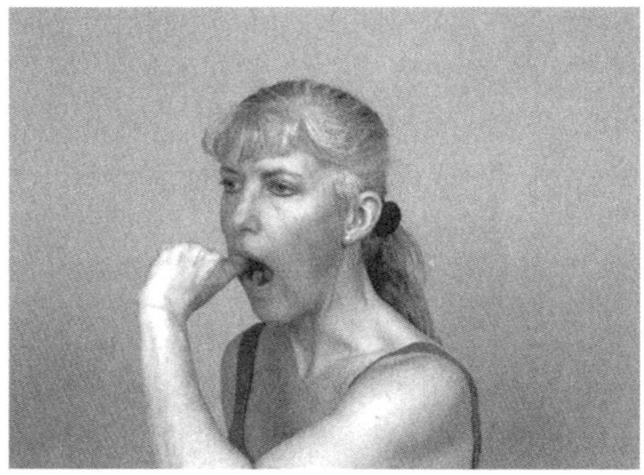

스트레칭과 운동법 (Stretches and Exercises)

안쪽날개근의 스트레칭과 운동법은 16장의 가쪽날개근의 것과 똑같다.

참고 근육들 Also See

- 18장, 두힘살근(악이복근)
- 12장, 목빗근(흉쇄유돌근)
- 16장 가쪽날개근(외측익돌근)
- 15장, 깨물근(교근)

결 론 Conclusion

큰가슴근(대흉근)과 작은가슴근(소흉근)의 통증유발점들이 안쪽날개근의 통증유발점들을 활동성으로 있게 할 수 있으므로, 이들 근육에도 완화시켜야 할 통증유발점들이 있다는 것을 알아야 한다. 그것들은 직접적으로 두통이나 TMJ 통증을 일으키지 않으므로, 위에 말한 통증유발점들은 이 책에서 다루지 않는다. 그러나 이 책의 자가-도움 기법으로 6~8주 후에도 당신의 증상이 줄어들지 않는다면, 가슴근들의 통증유발점들의 치료를 고려해 보아라. 이 책에서 다루지 않은 근육들의 자가-치료에 대한 안내를 이 책의 뒷 부분에 있는 자원과 다른 참고서적에서 찾아 보아라.

제 18 장

두힘살근(악이복근)
Digastric

안쪽날개근처럼, 두힘살근의 통증유발점들 만으로는 두통을 일으킬 가능성이 적다. 그러나, 그것들이 입안과 주위의 근육과 목 근육들의 통증유발점들과 함께 나타나면, 그들은 TMJ 문제에 관여할 수 있고 간접적으로 두통을 일으킨다.

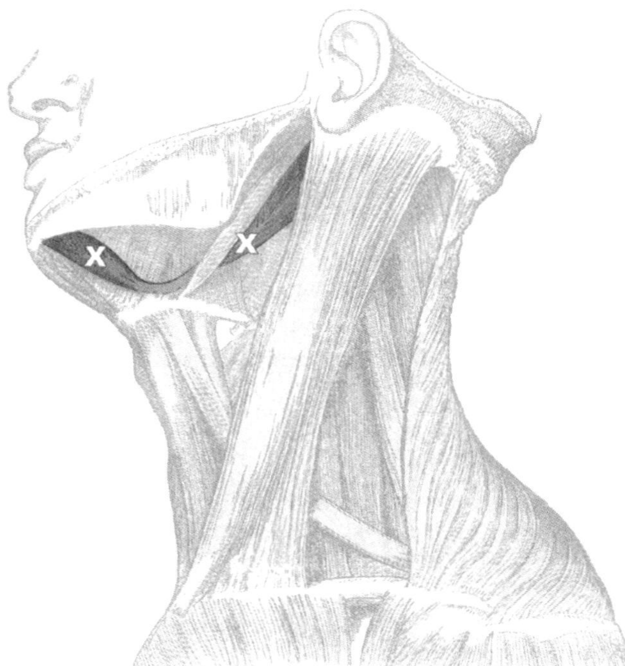

일반적인 증상들 Common Symptoms

- 귀와 가까운 근육의 일부는 귀 아래로 그리고 때때로 뒷머리로 통증과 압통을 연관하는 반면에, 턱 밑에 붙은 부분은 네 개의 아래 전치와 그 치아들 바로 밑으로 통증을 연관한다.
- 삼키는 것이 힘들고 목에 멍울이 있는 것처럼 느낀다.

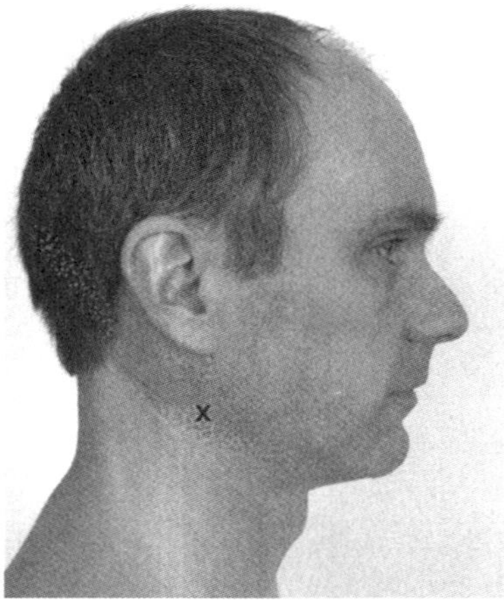

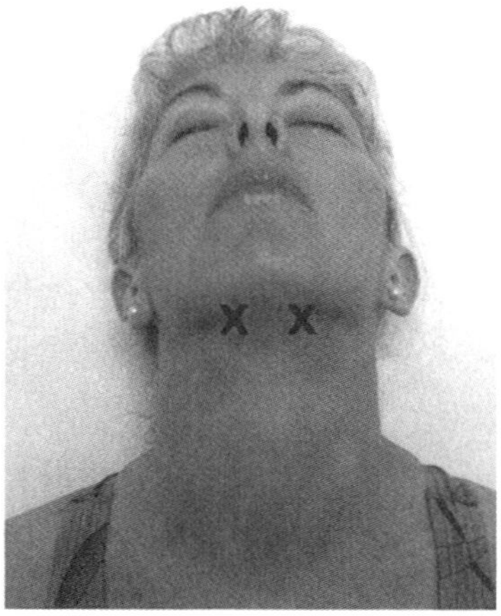

가능한 원인과 지속인자들 Possible Causes and Perpetuators

의학적 또는 구조적 문제 (Medical or Structural)

- 콧속 통로의 폐쇄 또는 다른 문제로 인한 구호흡(mouth breathing)이 두힘살근의 통증유발점들을 만든다.
- 당신의 귓불 밑의 공간에는 작고 뾰족한 뼈가 있는데 이것이 골화되고 길어질 수 있다(독수리 증후군; eagle syndrome). 독수리 증후군은 영향 받는 쪽에 통증, 현기 및 흐린 시야들의 문제를 만들 수 있는데, 특히 당신의 머리가 영향 받는 쪽으로 완전히 돌아갔을 때 그렇다. 뼈는 두힘살근의 후방복부와 안쪽날개근에 통증유발점들을 만들고 지속화시킬 수 있다. 현기와 흐린 시야는 목빗근에 만들어진 통증유발점들에 의한 것일 수도 있다. 머리를 돌릴 때 경동맥에 가해지는 압력이 현기뿐만 아니라, 통증의 일부를 만들 수도 있다.

기타 (Other)

- 이갈이 또는 턱 내밀기
- 깨물근 또는 목빗근의 통증유발점들

도움이 되는 힌트 Helpful Hints

두힘살근 뒷부분에서의 연관이 목빗근에서의 연관과 혼동이 쉽게 되므로 먼저 당신의 목빗근을 확인해라. 목빗근의 통증유발점들의 치료가 효과적이 아니라면, 통증유발점들을 찾기 위해서 두힘살근을 확인하고 그들을 시술한다. 당신의 깨물근과 관자근을 시술하는데, 특히 반대편에 있는 것들이다.

껌 씹기 또는 질기고 딱딱한 음식을 먹지 말아라. 정서적 요인 때문에 치아를 간다면, 상담원을 찾아서, 이완과 극복 테크닉을 배우고, 그리고 딴 방법으로 스트레스를 감소시킬 수 있는 것이라면 어디서라도 시술을 하여라.

구호흡(mouth breathing)의 원인을 치료해라. 콧속의 폴립 또는 틀어진 격막(septum)은 수술을 요할 수도 있다. 만성 상악동염 또는 알레르기는 침술, 허브, 또는 유사요법(homeopathic) 치료에 의하여 치료될 수도 있다. 따듯한 생티식염수로 당신의 콧속 통로를 적시는 것도 도움이 된다. 당신은 건강 식품 판매처에서 Neti Pot(코를 적실 수 있는 도구)를 사서 이것을 할 수가 있다. 문제의 원인에 따라서, 자연요법의사는 작고 부풀릴 수 있는 풍선으로 당신의 콧속 통로를 열어 줄 수가 있다. 조금 더 알려면 7장, 다른 지속 인자들의 "만성 감염"을 보아라.

위의 제안이 듣지 않는다면, 당신은 치과의사를 찾아가서 교합을 조절할 수도 있으나, 이것은 비가역적이기 때문에 마지막 수단으로 생각해야 한다. 위에서 말한 독수리 증후군의 증상들을 갖고 있다면, 확인을 위해서 그 부위의 X-ray를 찍어 볼 필요가 있고 그 뼈를 외과적으로 잘라낼 수도 있다.

자가-도움 기법 Self-Help Techniques

압력 가하기 (Applying Pressure)

두힘살근 압력 가하기 (Digastric Pressure)

엄지를 아래턱 가장자리 밑에 대고 머리 꼭대기 쪽으로 민다(그림 1). 앞에서부터 시작해서 뒤로 가면서 계속 시술하는데, 당신의 귓불 아래 턱의 각 진 곳의 뒤 주위까지 시술한다.

일단 당신의 아래턱의 각진 곳의 뒤까지 완주했다면(그림 2), 엄지를 코 쪽으로 누른다(그림 3). 턱을 당신이 시술하는 쪽으로 돌린다면 근육의 이 부분을 치료하기가 쉬울 것이다. 당신의 목 근육 속으로 깊이 밀지 말아야 하는데, 특히 귓불 아래 부분, 그러면 작고 뾰족한 뼈를 부러뜨릴 수 있기 때문이다.

1
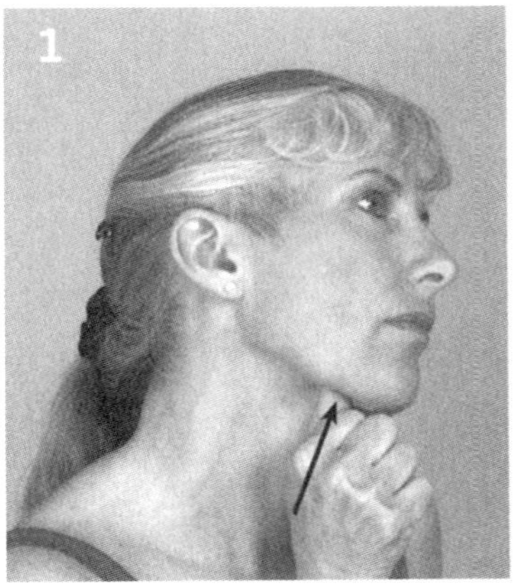

2
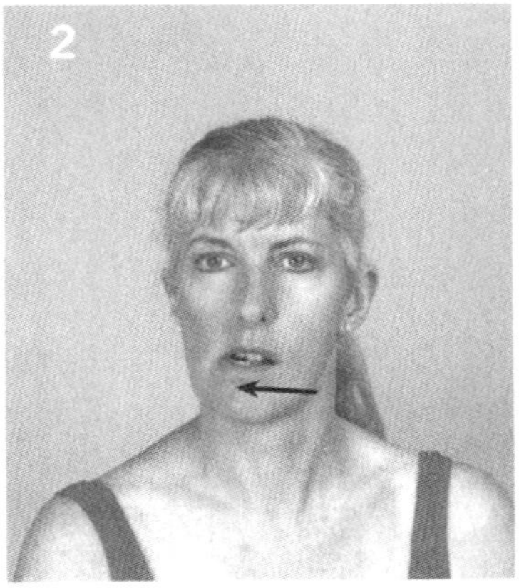

3
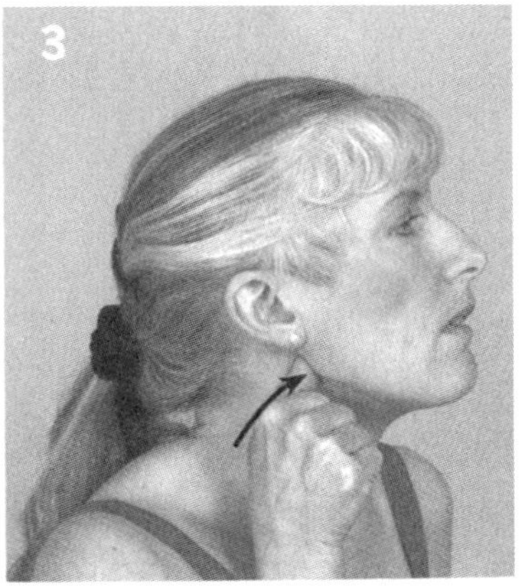

스트레칭 (Stretches)

구강 스트레칭 (Mouth Stretch)

이 스트레칭을 자세히 알려면 15장, 깨물근을 보라.

운동법 (Exercises)

두힘살근 운동법 (Digastric Exercise)

일단 통증유발점들이 몇 주 동안 비활성화되었다면, 다음 운동법을 할 수 있다. 누워서 입을 반 보다 작게 벌린다. 아래턱을 좌우로 천천히 움직이는 동안, 손으로 당신이 움직이는 쪽으로 부드러운 저항을 가한다.

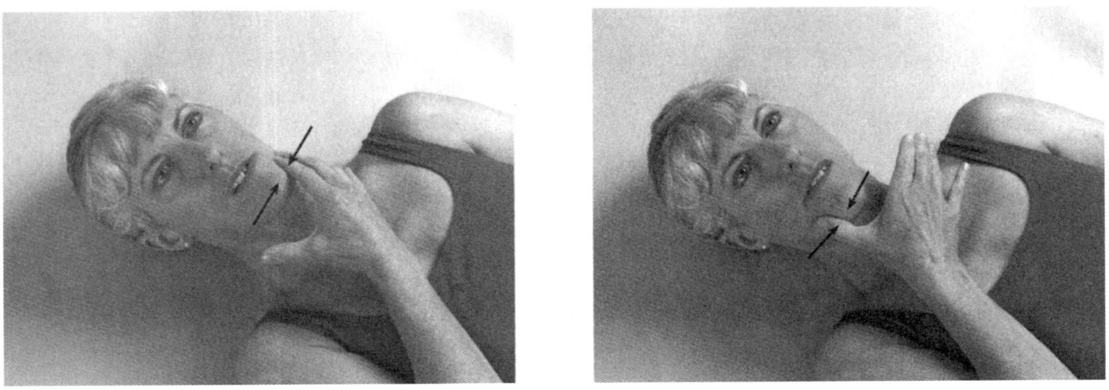

혀 굴리기 (Tongue Rolls)

혀 굴리기는 입 근육들을 이완하는데 도움이 된다. 이 운동의 완전한 교습은 5장, 인체 역학의 "근육의 오용" 항목을 보아라.

참고 근육들 Also See

- 12장, 목빗근(흉쇄유돌근)
- 13장, 관자근(측두근)
- 15장, 깨물근(교근)

결 론 Conclusion

삼킬 때 어려움, 말할 때 통증, 이상스럽게 아픈 목 및 머리, 목, 인후, 또는 입의 통증은 당신의 목 앞에 깊이 있는 다른 근육들이 만들 수가 있다. 이 근육들의 통증유발점들의 가능성을 찾기 위해서는 목 앞 깊은 근육들에 훈련된 시술자를 찾을 필요가 있다.

부록 A

섬유근육통에 관한 언급
A Word About Fibromyalgia

통증이 몸 전체에 걸쳤다면, 브통 섬유근육통 또는 근막동통증후군이라는 진단이 내려진다. 내가 몸 전체의 통증과 압통점들을 볼 때, 나는 전신적으로 무슨 일이 일어나고 있는지 궁금해한다; 즉, 무엇이 신체를 전체로서 영향을 주고 있는가? 빈혈, 호르몬 불균형(폐경을 포함), 영양실조, 저혈당 및 알레르기들이 이러한 넓게 퍼진 압통점들을 만들거나 관여하는 컨디션의 예들이다.

섬유근육통이란 무엇인가? What Is Fibromyalgia?

역증요법 의학 (또는 서양 의학)은 섬유근육통을 넓게 퍼진 근육과 연부조직 통증, 압통 및 피로와 연관된 만성 장애라고 정의한다. 압통을 확인하기 위하여 18 부위를 눌러서 진단을 하는데, 최소한 11점이 눌러서 아프고 통증이 적어도 3개월간 있었다면, 그 사람은 섬유근육통의 확진 판정을 받는다. 치료는 보통 몇 종류의 통증 투약과 만성 통증 관리를 위한 상담이다.

최근의 서양의 연구 대부분은 그 원인으로 아마도 어떤 종류의 인체전반의 대사와 신경전달물질인 세로토닌의 부족을 포함한 신경화학적인 문제의 가능성을 지적한다(Simons, Travell, and Simons 1999). 이 부족이 통증 민감도의 증가와 척수에서 높은 농도의 물질 P(통증 역치에 연관된 복합물)의 원인이 된다.

역증요법 의학이 섬유근육통의 명백한 원인을 발견하지 못했지만, 손을 댔을 때 피부가 스폰지처럼 느껴지는 동일한 증상을 가진 어떤 사람들은 전통 중국 의학 진단의 용어로서, 근육의 습열(damp-heat) 또는 습냉(damp-cold)이라고 진단된다. 어떤 질환에 대하여 역증요법과 전통 중국 의학 진단들에서의 일대 일의 연관성은 없지만, 내가 생각하기에 진정한 섬유근육통(역증요법의 의미에서)인 경우를, 조직에 손을 대면 스폰지처럼 느껴진다고 한다. 습기는 열기 또는 냉기와 쉽게 결합하는데, 특히 섬유근육통은 차고 뜨거운 날씨 어느 것에라도 또는 냉열의 도포에 악화된다. 섬유근육통 환자들은 특히, 건조한 기후에서 기분이 좋고, 습한 기후는 컨디션이 악화된다.

습을 유발하는(damp-producing) 식사가 섬유근육통을 일으키거나 지속화시킨다; 해로운 음식과 이로운 음식을 알려면, 6장, 식사의 "통증 종류에 기초를 둔 해로운 음식과 음료"를 참조해라. 소화기관은 액체를 변환시키는 책임이 있는데, 그것이 기능을 잘 못하게 되면, 당신은 몸 속의 여러 부분에 습기를 축적하게 될 것이다. 어떤 사람의 경우에서는, 인체의 근육 층에 축적이 된다. 침술과 습기를 배출시키는 허브와 음식들이 섬유근육통의 치료에 매우 성공적이다, 그러나 시술자가 환자를 과도하게 치료하지 않도록 유의를 해야 한다. 가볍거나 중간 정도의 압력으로 하는 마사지는 급성 통증에 도움이 될 가능성이 있으나, 섬유근육통을 일으킨 내재 조건을 없애지는 못할 것이다.

당신이 섬유근육통이라면, 〈섬유근육통과 만성 근막동통: 생존 전략〉(Devin Starlanyl and Mary Ellen Copeland, 2001)이라는 책이 훌륭한 자원이 될 것이다. 그 책은 서양의 시각에서 그 상태에 대한 생리(physiology)에 철저한 시각을 제공하며 그리고 간극 부종(interstitial edema)의 개념을 논의하는데, 그것은 전통 중국의학의 개념인 근육의 습열 또는 습냉과 관련이 있다고 나는 믿는다. 간극 부종은 잉여의 간극액이 인체의 "간극 공간" 또는 "제 삼의 공간' 에 생성되는 상태를 말한다. 그것은 세포들 안도 아니고 세포들 바깥도 아니어서, 간극 공간의 구조는 형상화하기 어려우나, 이러한 "사이 내(in between)" 공간에서는, 여러 물질들이 간극 공간을 통해서 혈액과 림프 사이로 옮겨진다. 간극액으로 구성된 림프액은 그들이 필요로 하는 세포 물질들을 옮기고, 잉여액과 대사 산물을 치워 버린다. 만약 어떤 것이 림프의 흐름을 훼방 놓는다면, 예를 들어, 운동 부족, 부적절한 호흡, 변비, 또는 근육의 강직과 제한된 운동 범위들이 과도한 양의 액과 대사산물이 간극 공간에 적체될 수 있어서, 이것이 조직들을 부풀게 만든다(Starlanyl and Copeland 2001). 저자들은 섬유근육통과 연관된 통증과 압통을 일으키는 것이 이러한 부풀은 조직들이라고 믿는다.

섬유근육통 증상과 통증유발점들의 비교
Fibromyalgia Symptoms Versus Trigger Points

압통점들에 더해서, 대부분의 섬유근육통 역시 최소한 약간의 통증유발점들(그리고 아마도 많은 수의 통증유발점들)을 가지나, 섬유근육통의 압통점과 통증유발점들 사이에는 명백한 차이가 있다. 통증유발점들은 운동 범위를 제한하는데 반하여, 섬유근육통에서는 너무 많은 운동 범위가 보통이다. 통증유발점들에서는, 오직 통증유발점 자체만 누를 때 아프나, 반면에 섬유근육통을 가진 사람들은 모든 곳에서 어느 정도로 상당히 많은 통증을 겪는다. 또한 압통점을 갖는 것에 더해서, 섬유근육통을 가진 사람의 약 75%가 피로를 느끼며, 잠을 깼을 때 개운하지 않으며, 아침까지도 뻣뻣하다(Simons, Travell, and Simons 1999).

증상의 차이에도 불구하고, 통증유발점들의 치료는 섬유근육통의 통증을 치료하는데 도움이 된다. 당신은 아마도 압력을 가할 때, 어떤 통증유발점과 어떤 압통점(tender points)의 차이를 구별할 수 없을 것이므로, 연관 양상 사진과 근육을 다룬 장(10장에서 18장 까지)에서 나열된 증상을 사용해서 어떤 통증유발점이 어디쯤 있는지를 찾는데 도움이 될 것이고, 그 다음에 그 근육을 치료해라.

결 론 Conclusion

섬유근육통이 있어서 통증유발점 주사를 맞았다면, 주사 맞은 아픔때문에 즉각적인 통증 완화는 없을 것이고, 주사 후 아픔은 9~20일 지속한다(섬유근육통이 없을 때의 주사 후 아픔은 오직 하루나 이틀이다). 이 책에서의 자가-도움 기법에 더해서 전문가에 의한 통증유발점들의 치료는 섬유근육통과 연관된 통증을 관리하는 것을 도와 줄 것이다. 그러나, 지속적인 완화를 얻기 위해서는 내재하고 있는 원인과 지속인자들을 고려해 볼 필요가 있다.

부록 B

자가-도움 기법을 가르치는 치료사를 위한 특별한 조언

A Special Note to Therapists Teaching Self-Help Techniques

당신의 환자들에게 통증유발점들과 연관 양상을 확실히 설명을 해라. 당신이 어떤 부위를 시술하는 이유를 그들에게 말하는 것이 그들이 증상을 느낀다고 지적하는 것과는 다르다. 환자가 전신 마사지를 원하고 또 특수한 문제의 치료를 원한다면, 전신 마사지에 더해서 특정 치료를 할 시간이 안된다고 설명해라. 환자가 여러 군데 통증을 호소한다면, 한 번 올 때에 몇 군데를 선택하라고 말해준다.

매 번 시술의 처음에는, 환자들에게 그들의 증상과 강도를 나타내기 의하여 인체 챠트(빈 인체 챠트는 9장에 있다)에 색을 칠하라고 시킨다. 어떤 이들은 "나아진 것이 없는데요"라고 말하면서 이것을 하는 것을 못 마땅해 할 것이다. 많은 환자들이 천천히 개선이 되므로, 실제로 이환된 부위가 작아지거나 또는 통증이 덜 해지거나 또는 빈도가 뜸해진 때에도, 그들의 증상이 똑같다고 느낄 것이다.

그리고 만약 그들의 증상이 진짜로 하나도 변화가 없다면, 당신이 통증유발점들을 잘못 찾았고, 환자는 자가-치료를 할 때에 통증유발점들을 놓쳤던지 또는 손을 볼 지속인자들이 있다는 것을 알아야 한다. 또한, 때때로 환자들은 그들이 단지 그것에 대하여 생각하고 있지 않았던 오래된 문제를 가지고 새 문제가 생겼다고 말할 것이다. 그러므로 병력을 적는 것도 중요하다. 당신이 어떤 환자를 시술하는 동안에, 다음과 같은 질문으로 그의 통증에 관하여 물어 보아라: "이 느낌은 어떤가요, 당신이 공을 누를 때의 느낌과 같은가요?" "지난 번보다 덜 아픈가요?" "좋아졌나요, 같은가요, 아니면 나빠졌나요?" 때때로 그들이 인체 챠트를 기입할 때, 그들은 같은 부위를 같은 통증의 강도와 빈도로 기입하지만 실제로는 좋아진 상태를 느끼고 있을 수 있기 때문에, 당신은 숫자에 크게 연연해서는 안된다. 치료하는 동안에 당신이 질문을 하는 이유에 관해서 환자를 교육시킬 필요가 있다. 발동된 연관 양상에 대한 피드백과 눌렀을 때 통증 레벨을 알 수가 있고, 또 가능한 지속인자들에 관한 정보와 최상의 치료를 해 줄 수 있는 중요한 다른 정보를 모을 수 있다.

나는 각자의 환자를 위한 근육들의 마스터 체크리스트를 갖고 있어서, 그 환자를 시술할 때 그것을 쉽게 참고할 수가 있는데, 해당 근육을 원으로 표시하고 짧은 메모를 적어 놓는다. 나는 통증유발점 연관 챠트를 보고 어떤 근육이 사람의 통증을 일으키는 통증유발점들을 키우는가를 내 자신에게 물어 본다.

당신이 통증유발점 처치에 관해서 읽어 보거나 또는 배웠다면, 아마도 진단 기준으로 연축 반응(twitch response)과 점프 증상(jump sign)을 유도하는 것에 관하여 들었을 것이다. 이것은 환자에게 피하조직

주사를 찌르고 정확하게 해야만 하며 제한된 수의 부위에 하는 의사에게는 중요할 수 있으나, 마사지 치료사 또는 물리치료사로서의 당신은 보다 자유로울 수 있다. 이들 증상이 유무 조차 의심스럽고 또 그것들을 유발시키는 시술자의 무능력이 어떤 통증유발점의 진단을 배제시킨다. 연축 반응과 점프 증상을 일으키는 것이 큰 통증을 만들므로, 이것이 환자를 긴장시키고 또 당신의 일부에서 예기치 않은 통증 유발 움직임이 온다는 긴장감을 만들게 할 수 있다. 숙련된 치료사들은 이러한 판단 기준 없이도 통증유발점들을 찾을 수 있는데, 부분적으로는 그들이 주사 바늘 보다 넓은 범위를 마사지하기 때문이고, 또 한 회에 여러 통증유발점들을 시술해야 하는 옵션을 갖고 있기 때문이다. 통증유발점들을 촉진하는 것을 배우고 환자에게서 올바른 정보를 모은다면, 환자가 쉽게 참을 수 있는 것보다 더한 불쾌감을 일으키지 않고 통증유발점들을 찾을 수 있다.

환자에게 자가-도움 기법을 배우고 싶냐고 물어 보고 그들이 원한다면, 치료 끝 무렵에 5~10분을 낼 필요가 있다(첫 번째는 조금 길게 잡기도 한다). 자가-치료를 하는 사람들은 훨씬 빨리 낫는다고 설명한다. 첫 번째의 자가-도움 시연의 처음에서는, 기본적인 자가-도움 가이드라인을 말로는 짧게 해주고, 그들에게 그러한 기본이 인쇄된 교습서를 주고, 그들이 자가-치료를 처음 하기 전에 가이드라인을 철저히 읽으라고 환자에게 청한다. 다음 날부터 하라고 그들에게 말하는데, 그래서 그 테크닉과 가이드라인들이 그들의 머리에는 더욱 낯설 것이다. 그들이 치료할 근육의 그림을 주고, 형광펜을 사용해서 그들이 기억해야 할 가장 중요한 것을 강조하기 위해서 마크한다.

환자가 하기를 원하는 자가-치료를 시연하고, 그 다음, 그들이 하는 것을 보아라. 이것이 환자가 그 테크닉을 훨씬 잘 이해하는데 도움이 될 것이다. 또한 그것은 환자가 자가-치료를 마음이 내켜서 하게 만드는데, 비록 짧은 연습이지만, 자가-치료가 진짜로 도움이 되겠구나 하는 것을 깨닫게 하는데 도움이 될 것이다; 그 결과로, 그것을 하는 것을 기다릴 것이다. 매 방문마다, 오직 새로운 자가-도움 기법 두 가지만을 가르치는 것은 환자가 시술할 필요가 있는 것에 따라서 당신의 선택의 우선 순위를 정하는 것이다; 두 가지 이상은 아마도 환자가 기억하기가 힘들다. 환자들은 필요한 장비를 갖추고 치료실을 떠날 수 있다면, 그들은 더욱 더 자가-도움을 잘 시작할 것이다. 환자들이 살 수 있도록 치료실 내에 여분의 테니스 공, 골프 공, 라켓볼 및 야구공을 갖춰 놓아라.

다음에 왔을 때, 환자가 자가-치료를 잘 하고 있는지, 어디서 하는지, 얼마나 자주, 얼마나 세게 하는지, 그것이 너무 딱딱한 지 너무 부드러운 지, 문제가 없는 지, 등등을 물어 보아라. 당신은 그 테크닉을 그들에게 다시 한 번 가르쳐 줄 필요가 있다. 그것은 많은 정보이며 그 개념들은 대부분의 사람들에게 새로운 것일 것이다. 환자가 그가 시술해야 할 필요가 있는 부위를 찾는데 어려움을 보인다면, 유성 펜(3-4일 지속함)으로 표시를 하거나 그에게 찾는 기준점을 가르쳐 준다. 그들이 개선되는 지를 알기 위하여 근육 조직을 촉진한다. 조직이 부드럽지 않다면, 비록 그들의 생각에 정확한 부위를 하고 있다고 하더라도, 그들이 올바른 부위를 놓친 가능성이 있다. 그들에게 다시 한 번 시연해 보고, 또 그들이 해 온 것이 잘 듣지 않을 때, 그들에게 그 부위를 찾을 수 있는 다른 방도를 가르쳐 주어라. 사람들은 때때로 자가-치료가 너무 아프기 때문에 그것을 그만 둔다. 공 위에서 압력 가하기를 할 때, 침대, 베개, 또는 겹친 담요 위에서부터 시작하는 것 같은, 덜 아픈 자가-도움 방법을 다시 말해준다. 그들이 단지 자가-치료를 하는 것을 원하지 않는다면, 아마도 당신만이 그들을 시술하기를 원하고 있고, 그들이 하지 않으려고 하는 어떤 것을 그들에게 가르치지 않으려 하고 있지 않은가를 생각해 보아라. 환자들이 그들의 증상을 보다 빨리 낫게 하려면 무엇을 해야 하느냐고 묻는다면, 어떤 지속인자들을 돌보고 자가-치료를 시행하는 것이 그들이 그 문제를 해결하는데 할 수 있는 최선책이라고 말해라.

결 론 Conclusion

무엇보다도 먼저, 인내심을 갖고 환자들을 대해라. 그들의 대부분에게, 통증유발점들을 배운다는 것은 많은 새 정보를 뜻하는데 특히, 그들이 해부학을 모를 때 더 그렇다. 환자들에게 자가-도움 기법을 보여줄 필요가 있고, 그것을 하는 것을 한 번 이상 주지시켜야 한다. 어떤 사람들은 당신이 그들을 고쳐주기를 원할 것이며 그들에게 도움이 되는 아무 것도 하지 않으려 한다. 그러한 사람들에게는, 내가 할 수 있는 것을 다하며 그리고 내 생각에 그들이 할 수 있는 한 빨리 그들의 생각이 좋은 쪽으로 바뀔 수 있게 놓아 둔다. 그리고 자기들을 기꺼이 돌보는 환자들을 시술할 때, 보람은 굉장한 것이다.

자료들
Resources

Balch, J. F., and P. A. Balch. 2000. *Prescription for Nutritional Healing: A Practical A-Z Reference to Drug-Free Remedies Using Vitamins, Minerals, Herbs and Food Supplements.* New York: Avery.

DeLaune, Valerie, LAC. 2004. *Pain Relief with Trigger Point Self-Help* (compact disc). Juneau, AK: Available at www.triggerpointrelief.com.

DeLaune, Valerie, LAC. 2008. Trigger Point Therapy for Headaches, Migraines, and TMJ Pains. Videos of Self-Treatment Techniques (compact disc). Jeneau, AK. Available at www.triggerpoint relief.com

Davies, Clair. 2004. *The Trigger Point Therapy Workbook.* 2nd edition. Oakland, CA: New Harbinger Publications.

Simons, D. G., J. G. Travell, and L. S. Simons. 1999. *Myofascial Pain and Dysfunction: The Trigger Point Manual.* Vol. 1, *The Upper Extremities.* 2nd ed. Baltimore: Lippincott Williams & Wilkins.

Starlanyl, D., and M. E. Copeland. 2001. *Fibromyalgia and Chronic Myofascial Pain: A Survival Manual.* 2nd ed. Oakland, CA: New Harbinger Publications.

Travell, J. G., and D. G. Simons. 1992. *Myofascial Pain and Dysfunction: The Trigger Point Manual.* Vol. 2, *The Lower Extremities.* Baltimore: Lippincott Williams & Wilkins.

웹사이트 Websites

Triggerpointrelief.com. Author's website with additional resources, articles, and links to helpful sites.

The Pressure Positive Company. This company sells self-pressure devices and massage tools. Their website has an information center with articles and links to other helpful sites. 800-603-5107. www.pressurepositive.com.

New Harbinger Publications. New Harbinger publishes books on a variety of self-help topics which you may find helpful. 800-748-6273. www.newharbinger.com.

Superfeet. This company sells noncorrective footbeds, and their website can help you locate a dealer who can make Superfeet custom footbeds for you. 800-634-6618. www.superfeet.com.

Acupuncture Today. This online publication is searchable by topic, and you may be able to determine whether your medical condition is treatable with acupuncture. www.acupuncturetoday .com.

Massage Today. This online publication is searchable by topic, and you may be able to determine whether your medical condition is treatable with massage. www.massagetoday.com.

참고문헌
References

American Medical Association. 1989. *The American Medical Association Encyclopedia of Medicine: An A-to-Z Reference Guide to Over 5,000 Medical Terms Including Symptoms, Diseases, Drugs and Treatments.* New York: Random House.

Audette, J. F., F. Wang, and H. Smith. 2004. Bilateral activation of motor unit potentials with unilateral needle stimulation of active myofascial trigger points. *American Journal of Physical Medicine and Rehabilitation* 83(5):368-74.

Balch, J. F., and P. A. Balch. 2000. *Prescription for Nutritional Healing: A Practical A-Z Reference to Drug-Free Remedies Using Vitamins, Minerals, Herbs and Food Supplements.* New York: Avery.

Bendtsen, L. 2000. Central sensitization in tension-type headache—possible pathophysiological mechanisms. *Cephalalgia: An International Journal of Headache* 20(5):486-508.

Borg-Stein, J., and D. G. Simons. 2002. Myofascial pain. *Archives of Physical Medicine and Rehabilitation* 83(Suppl 1):S40-47.

Calandre, E. P., J. Hidalgo, J. M. Garcia-Leiva, and F. Rico-Villadermoros. 2006. Trigger point evaluation in migraine patients: An indication of peripheral sensitization linked to migraine predisposition? *European Journal of Neurology* 13(3):244-49.

Cleveland Clinic. 2007. Overview of headaches in adults. www.clevelandclinic.org/health/health-info/docs/2500/2556.asp?index=9639.

Edwards, J., and N. Knowles. 2003. Superficial dry needling and active stretching in the treatment of myofascial pain—a randomised controlled trial. *Acupuncture in Medicine* 21(3):80-86.

Graff-Radford, S. B., and A. Newman. 2004. Obstructive sleep apnea and cluster headaches. *Headache: The Journal of Head and Face Pain* 44(6):607-10.

Healthcommunities.com. 2002. Headache: Overview, types, incidence and prevalence, causes. www.neurologychannel.com/headache.

Jensen, R., and J. Olesen. 1996. Initiating mechanisms of experimentally induced tension-type headache. *Cephalalgia: An International Journal of Headache* 16(3):175-82.

Kemper, J. T., Jr., and J. P. Okeson. 1983. Craniomandibular disorders and headaches. *Journal of Prosthetic Dentistry* 49(5):702-5.

Marcus, D. A., L. Scharff, S. Mercer, and D. C. Turk. 1999. Musculoskeletal abnormalities in chronic headache: A controlled comparison of headache diagnostic groups. *Headache: The Journal of Head and Face Pain* 39(1):21-27.

Olesen, J. 1991. Clinical and pathophysiological observations in migraine and tension-type headache explained by integration of vascular, supraspinal and myofascial inputs. *Pain* 46(2):125-32.

Packard, R. C. 2002. The relationship of neck injury and post-traumatic headache. *Current Pain and Headache Reports* 6(4):301-7.

Schoenen, J., J. Jacquy, and M. Lenaerts. 1998. Effectiveness of high-dose riboflavin in migraine prophylaxis: A randomized controlled trial. *Neurology* 50(2):466-70.

Simons, D. G. 2003. Enigmatic trigger points often cause enigmatic musculoskeletal pain. Presentation at the STAR Symposium, Columbus, Ohio, May 22. Available at http://ergonomics.osu.edu/pdfs/2003%20STAR%20Symposium/Simons%20Trigger.pdf.

———. 2004. Review of enigmatic MTrPs as a common cause of enigmatic musculoskeletal pain and dysfunction. *Journal of Electromyography and Kinesiology* 14(1):95-107.

Simons, D. G., J. G. Travell, and L. S. Simons. 1999. *Myofascial Pain and Dysfunction: The Trigger Point Manual.* Vol. 1, *The Upper Extremities.* 2nd ed. Baltimore: Lippincott Williams & Wilkins.

Starlanyl, D., and M. E. Copeland. 2001. *Fibromyalgia and Chronic Myofascial Pain: A Survival Manual.* 2nd ed. Oakland, CA: New Harbinger Publications.

Travell, J. G., and D. G. Simons. 1983. *Myofascial Pain and Dysfunction: The Trigger Point Manual.* Baltimore: Lippincott Williams & Wilkins.

———. 1992. *Myofascial Pain and Dysfunction: The Trigger Point Manual.* Vol. 2, *The Lower Extremities.* Baltimore: Lippincott Williams & Wilkins.

Treaster, D., W. S. Marras, D. Burr, J. E. Sheedy, and D. Hart. 2006. Myofascial trigger point development from visual and postural stressors during computer work. *Journal of Electromyography and Kinesiology* 16(2):115-24.

찾아보기
Index

차

카

타

파

하

기타

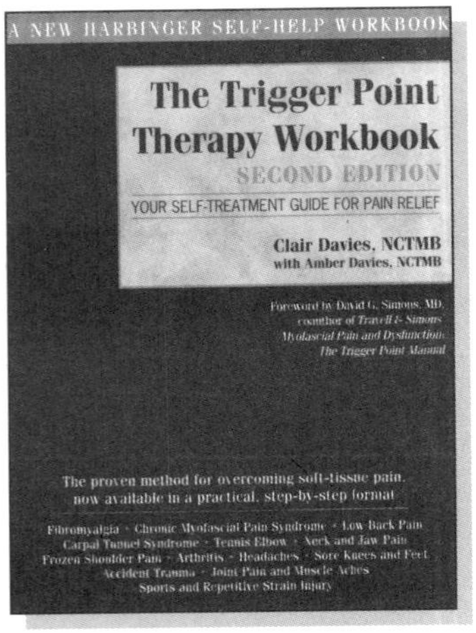

The Trigger Point Therapy Workbook Second Edition (통증유발점 치료)

Clair Davies, NCTMB
with Amber Davies, NCTMB

₩ 22,000원 예정

"There has been a great need for a comprehensive and easy-to-use resource to help patients identify individual myofascial trigger points and treat themselves. Clair Davies' s Trigger Point Therapy Workbook fills that need. I believe this book will help end a great deal of needless suffering and prevent a great deal of unnecessary surgery."
— DEVIN STARLANYL

"This is a splendid self-help book for people with persistent musculoskeletal pain. It tells you how to identify the problem and carefully guides you through the process of self-treatment. The principles of treating myofascial pain and myofascial trigger points developed by Drs. Janet Travell and David Simons form the basis of this book, and are well presented for use by individuals with pain."
— ROBERT D. GERWIN, MD

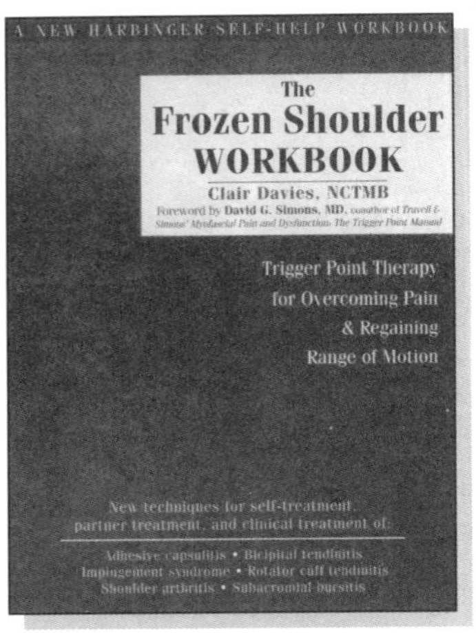

The Frozen Shoulder Workbook (오십견)

Clair Davies, NCTMB

₩ 22,000원 예정

근골격계 통증을 유발하는 가장 흔한 질환 중의 하나가 오십견이다. 그러나 오십견에 대한 진단이나 치료가 잘 이루어지지 않고 있는 이유는 개원의들이 오십견의 흔한 원인이 되는 근막동통 유발점에 대한 지식이나 교육을 받아 본 적이 없기 때문에 이에 대해 쉽게 무시해 버리게 되는 것이다.

이 책에서 저자 Clair Davies는 어깨에 문제를 일으키는 24개의 근육과 이들이 유발하는 압통점에 대하여 자세하고 심도있게 기술하고 있다.

그의 전례가 없는 기술 방법은 정말로 필요하고 환자에게도 합당한 방법으로 기술되어 있다. 서문에서 작자는 근막동통 유발점에 대한 의료인들의 무지가 이것에 대한 중요성을 무시하게 되었다고 서술하고 있다.

그러나 최근에 이 분야에 대하여 관심을 갖고 교육시키는 의료기관이 많아짐으로서 근막동통 유발점에 대한 인식이 점점 높아지고 있다.

다행히도 최근에 이 분야에 대하여 적극적인 교육기관이 많이 생겨나기 시작했고, 특히 미국 필라델피아에 소재한 오스데오패식(osthopathic) 의과 대학이나 조지아주 주립대학의 물리치료학과 또는 마사지를 주로 가르치는 여러 교육기관에서 이 분야에 대한 교육이 활발히 일어나고 있다.

주 문 처 : TEL: 02) 514-5590